食べてやせる!

若返る!

病気を防ぐ!

たんぱく質

プロテイン

医学部教授が教える

最高のとり方 大全

東北大学大学院
医学系研究科
内部障害学分野教授

上月正博

文響社

はじめに

「何をしても、やせられない」
「ダイエットに失敗ばかりしている」
「食欲を我慢できない」
「若いころの体型に戻りたいのに、なかなか戻れない」
「最近とても疲れやすい」
「肌がたるんで、シワが目立ってきた」
「よくカゼを引く」
「足腰の衰えが気になる」
「ひざや腰などふしぶしが痛い」
「背が縮んできた」
「気分が落ち込むことが増えた」

もしこうしたことで悩んでいたらまず「たんぱく質」の不足を疑うべきでしょう。

ふだんあまり意識しないかもしれませんが、たんぱく質は私たちが最優先でとりたい「最重要栄養」。人間の体づくりと生命活動のすべてにかかわっています。そして摂取がひとたび不足すると、心身には数々の不調が現れるのです。

ところで、みなさんは、たんぱく質について、どのくらいご存じでしょうか。

「3大栄養素の一つ」

「筋肉や骨や血管など、体をつくる栄養」

「肉や卵、大豆に多い栄養」

「子供の成長に重要」……。

もちろんどれも正解ですが、例えば、

「たんぱく質という名前の由来」

「たんぱく質は1日に何《グラム》とればいいか」

「ウイルス感染を防ぐ抗体も、ホルモンも、そして酵素もたんぱく質であること」

「人間の体内では10万種類以上のたんぱく質が働いていること」

「今の日本人のたんぱく質摂取量は50年前と同レベルまで減っていること」

などは、ご存じでないかもしれません。

さらにもう一つ、これはどうでしょう。

「ダイエットを成功に導くには『何を食べないか』より『何を食べるか』が大事」

このことを、どのくらいの人がご存じでしょうか。

やせるためには「食事制限」が常識のようになっていますが、食事量をやみくもに

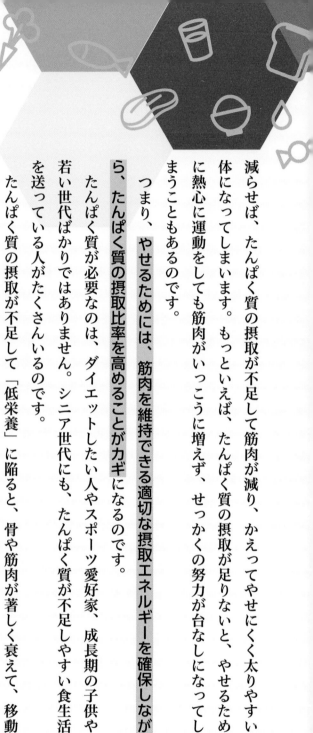

減らせば、たんぱく質の摂取が不足して筋肉が減り、かえってやせにくく太りやすい体になってしまいます。もっといえば、たんぱく質の摂取が足りないと、やせるために熱心に運動をしても筋肉がいっこうに増えず、せっかくの努力が台なしになってしまうこともあるのです。

つまり、やせるためには、筋肉を維持できる適切な摂取エネルギーを確保しながら、たんぱく質の摂取比率を高めることがカギになるのです。

たんぱく質が必要なのは、ダイエットしたい人やスポーツ愛好家、成長期の子供や若い世代ばかりではありません。シニア世代にも、たんぱく質が不足しやすい食生活を送っている人がたくさんいるのです。

たんぱく質の摂取が不足して「低栄養」に陥ると、骨や筋肉が著しく衰えて、移動機能が低下する「ロコモ」から、筋肉量が減少する「サルコペニア」、そして心身が虚弱になる「フレイル」に陥り、やがて介護が必要な寝たきり状態になる人が多く、問題視されています。専門家の間では、たんぱく質不足は、最近高齢者に急増している「腰部脊柱《せきちゅう》管《かん》狭窄《きょうさく》症」の発症につながることも指摘されています。

そうしたこともあって、厚生労働省は2020年に、50歳以上の男女のたんぱく質の摂取目標量の下限を引き上げました。それに伴い、コンビニエンスストアやスーパーマーケットでは現在、たんぱく質を効率よく補えるサラダチキンやプロテインバー、プロテインドリンクやギリシャヨーグルトなどの**高たんぱく食品**がいくつも発売され、売り場を席巻しています。今になってようやく、私たちがたんぱく質を上手に補える土壌が整ったといえるでしょう。

健康や**美容**に意識が高いアスリートや美容家、モデル、ビジネスパーソンは、すでにたんぱく質の重要性にいち早く気づき、その効率的な摂取を日々心がけています。**医療**や**リハビリ**、**介護**の分野でも、たんぱく質の摂取を意識したさまざまな取り組みが始まっています。

本書では、最新研究で次々と明らかになる**たんぱく質の機能性**から、**元気が出る！ 生涯ずっと歩ける！ いつまでも若々しくいられる！ 体が引き締まる！** そんな**たんぱく質の最高効率のとり方**までを、くわしく解説していきます。

おいしくて簡単に作れる**「高たんぱくメニューのレシピ」**や**「食材別・高たんぱく食ランキング」**など、たんぱく質の効率的な摂取に役立つ新情報も満載です。

ぜひ参考にしていただき、本書がみなさんの元気と若さを保つ一助となることを願っています。

東北大学大学院医学系研究科　内部障害学分野教授
上月正博

最近太った！肌や体がたるんだ！関節が痛い！爪が弱い！よくカゼを引く！疲れやすい！など あなたの「たんぱく質不足」チェック表

自分に当てはまるものがないか、チェックしてみましょう。チェックした項目が多いほどたんぱく質不足が心配です。チェックした項目を見直して、たんぱく質不足の解消をめざしましょう!

【たんぱく質不足が心配な「体調」編】

- [ ] 筋肉が人より少ないと思う
- [ ] 太りやすくなった
- [ ] 姿勢が悪くなった
- [ ] ボディラインがくずれてきた

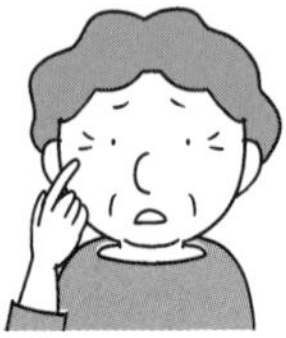

- [ ] 力が弱くなった
- [ ] 疲れやすい、だるい
- [ ] カゼを引きやすい
- [ ] 階段を上るのがつらい

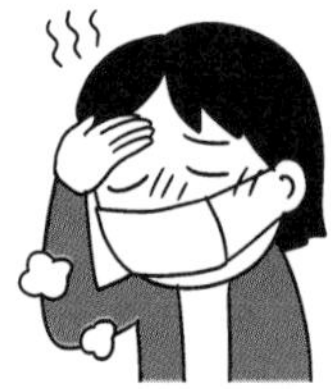

- [ ] ふくらはぎの筋肉が細い（65ページ参照）
- [ ] 顔のシワやたるみが気になる
- [ ] 足腰の関節がよく痛む
- [ ] 貧血ぎみで顔色がよくない
- [ ] 胃がもたれることが多い
- [ ] 手足の先が冷える

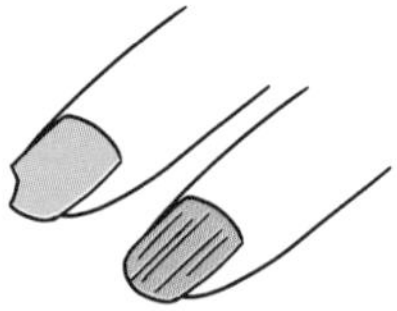

- [ ] 爪が割れたり欠けたりしやすい
- [ ] 髪が切れやすい、薄い、コシがない
- [ ] 骨量が少ない
- [ ] 集中力や思考力が低下した
- [ ] イライラしやすい
- [ ] 気分が落ち込むことが増えた

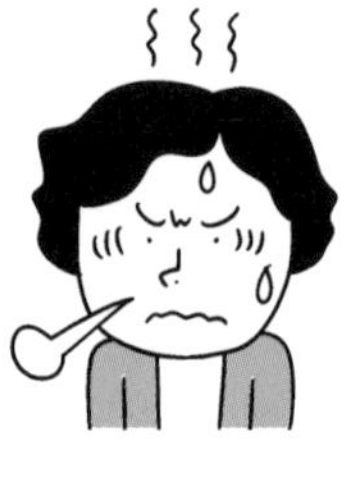

【たんぱく質不足が心配な「食習慣」編】

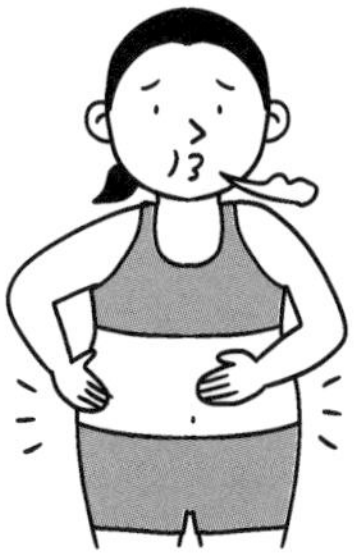

- [ ] 朝食をとらない日が多い
- [ ] 朝食はとるが、ほとんど主食だけしか食べない
- [ ] ふだんから「粗食」を意識している
- [ ] 「食が細い」とよくいわれる
- [ ] 昼食を麺類やパンですませることが多い
- [ ] 外食は定食より丼ものを選びがちだ
- [ ] 牛乳が苦手だ
- [ ] ヨーグルトやチーズをあまり食べない
- [ ] 卵を１日１個も食べていない
- [ ] 納豆が苦手だ
- [ ] 鶏肉は、胸肉よりもも肉をよく食べる
- [ ] 豚肉は、ロース肉よりバラ肉が好きだ
- [ ] 豆腐や油揚げ、豆乳をあまりとらない
- [ ] みそ汁は具が少なめだ
- [ ] 間食で甘いお菓子やスナック菓子をよく食べる
- [ ] 食欲を我慢できず、つい食べすぎてしまう
- [ ] お酒を飲んだ後にラーメンやご飯などの「締め」を食べないと気がすまない
- [ ] これまでたんぱく質の摂取をあまり意識したことがない
- [ ] コンビニに高たんぱく食品が増えていることを知らない
- [ ] プロテイン食品の粉末を利用したことがない
- [ ] 「BCAA」がなんのことかわからない

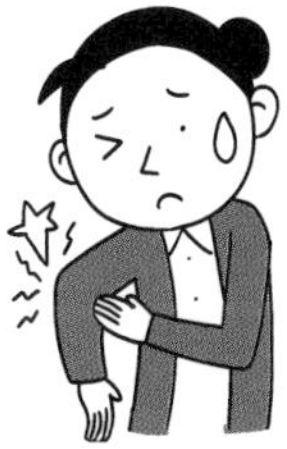

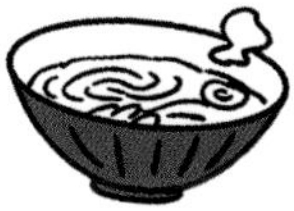

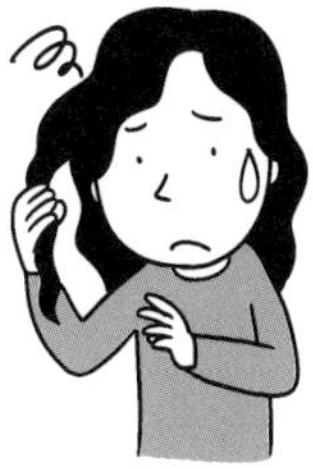

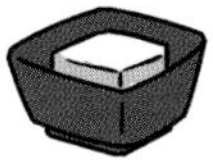

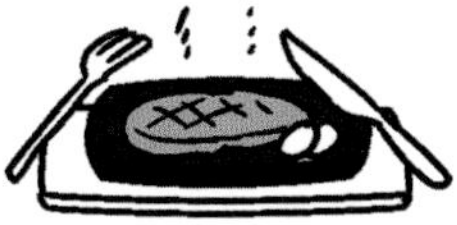

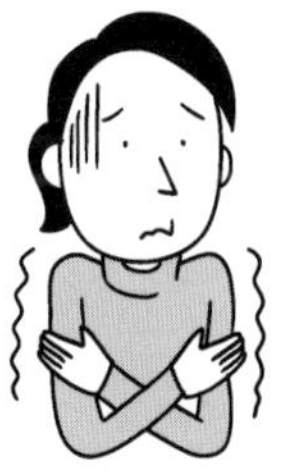

不足すると大変！摂取してから筋肉・肌・内臓・ホルモン・酵素・抗体になって役目を終えるまで！
マンガ『たんぱく質の一生物語』

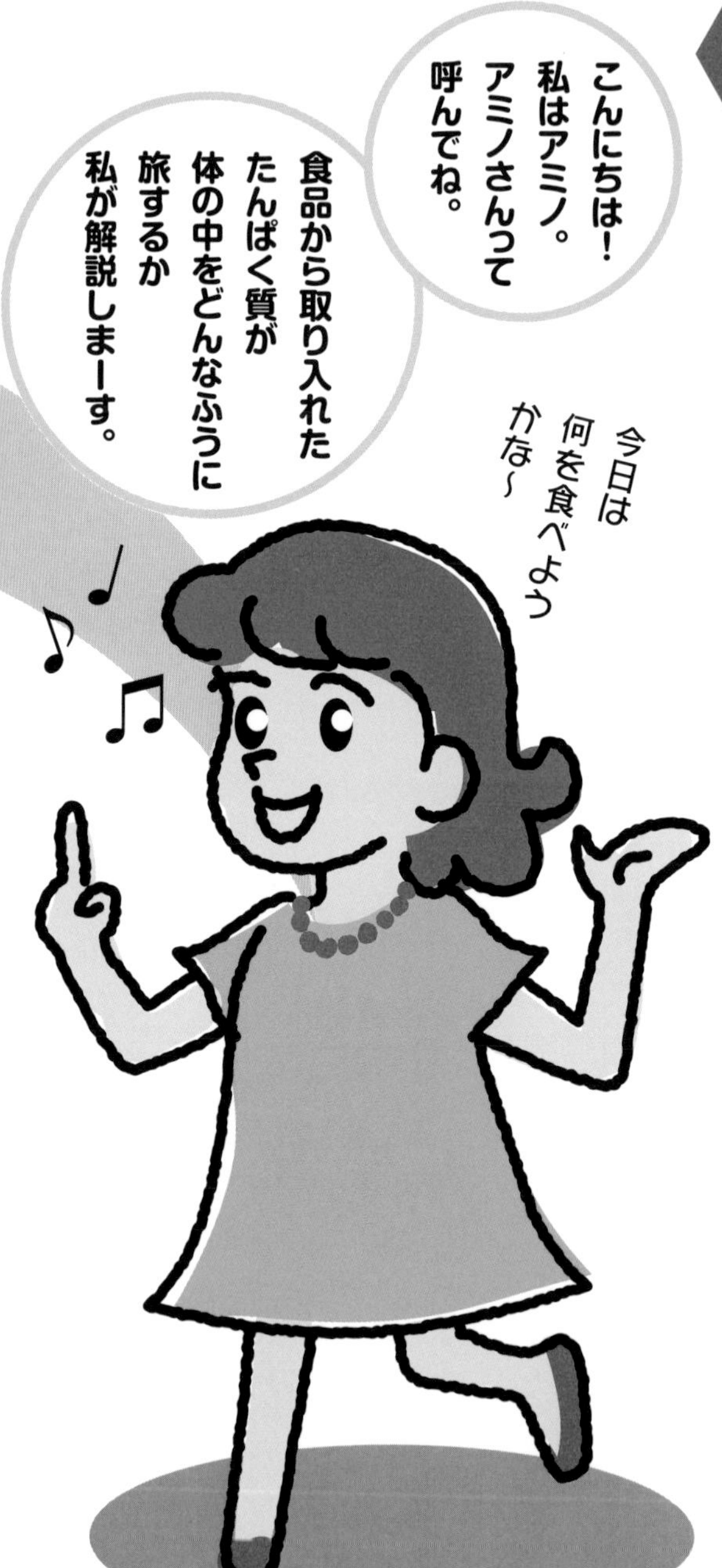
こんにちは！私はアミノ。アミノさんって呼んでね。
食品から取り入れたたんぱく質が体の中をどんなふうに旅するか私が解説しまーす。
今日は何を食べようかな～

消化

摂取したたんぱく質は、胃・十二指腸・小腸に運ばれ、たんぱく質分解酵素によってペプチドやアミノ酸に分解される（＝消化）。

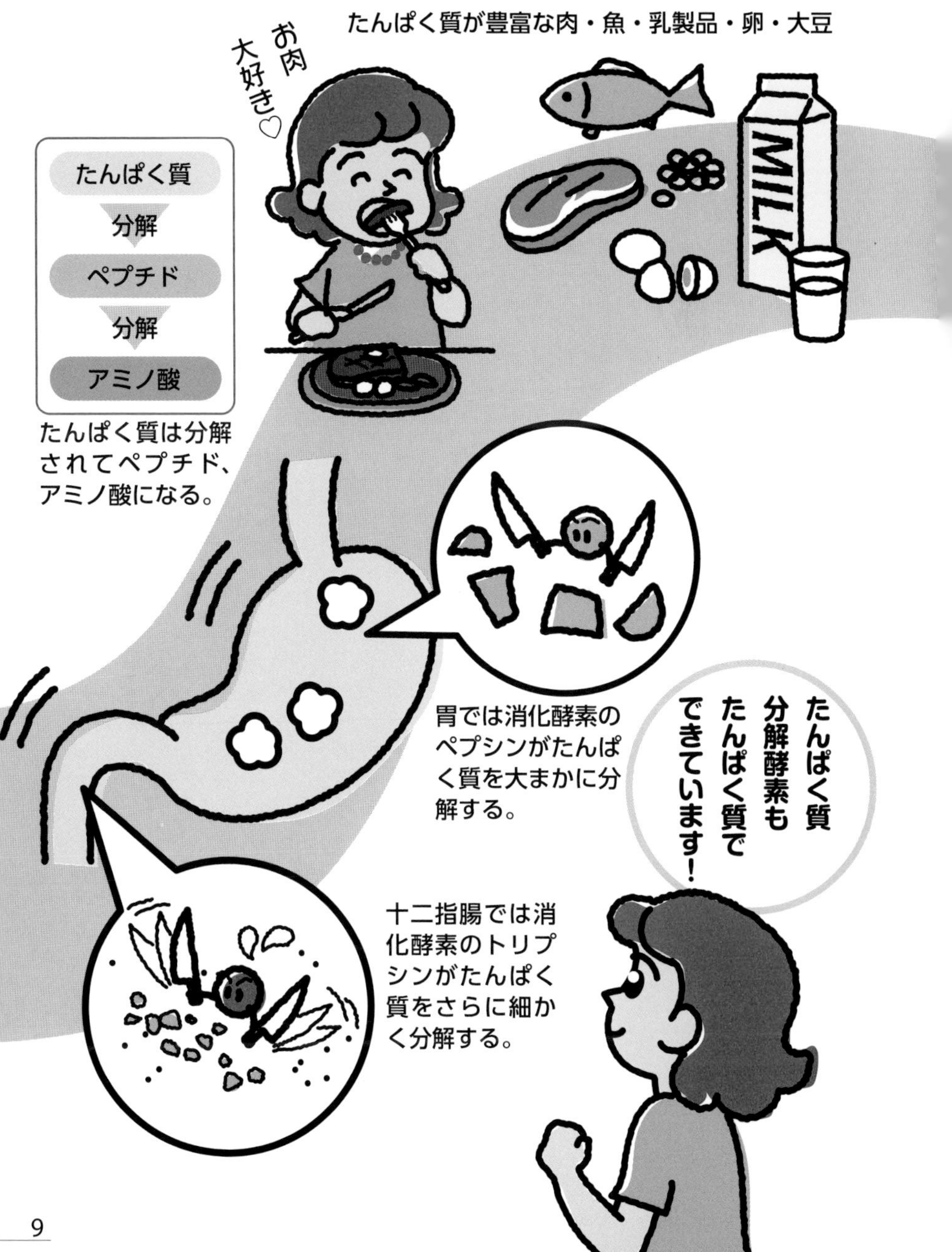
たんぱく質が豊富な肉・魚・乳製品・卵・大豆
お肉大好き♡
MILK
たんぱく質
分解
ペプチド
分解
アミノ酸
たんぱく質は分解されてペプチド、アミノ酸になる。
胃では消化酵素のペプシンがたんぱく質を大まかに分解する。
たんぱく質分解酵素もたんぱく質でできています！
十二指腸では消化酵素のトリプシンがたんぱく質をさらに細かく分解する。

吸収

アミノ酸やペプチドは小腸から吸収され、肝臓へ送られる。肝臓でさまざまなたんぱく質や非必須アミノ酸につくり替えられ、全身に送り出される。

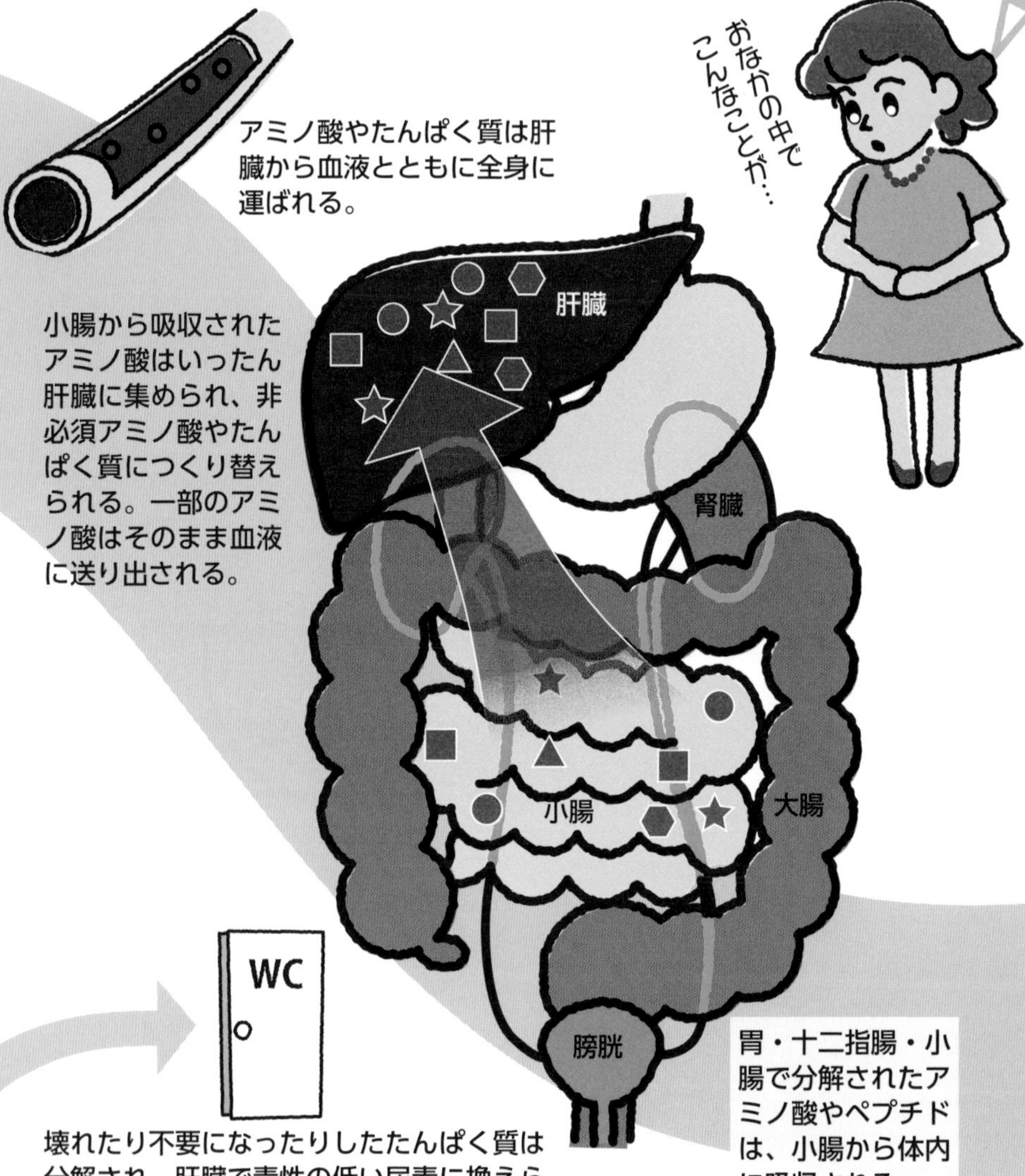

おなかの中でこんなことが…
肝臓
腎臓
小腸
大腸
膀胱
WC

アミノ酸やたんぱく質は肝臓から血液とともに全身に運ばれる。

小腸から吸収されたアミノ酸はいったん肝臓に集められ、非必須アミノ酸やたんぱく質につくり替えられる。一部のアミノ酸はそのまま血液に送り出される。

胃・十二指腸・小腸で分解されたアミノ酸やペプチドは、小腸から体内に吸収される。

壊れたり不要になったりしたたんぱく質は分解され、肝臓で毒性の低い尿素に換えられて腎臓に送られ、尿として排泄される。

また、たんぱく質を構成する炭素・水素・酸素はエネルギーとしても利用され、その後、二酸化炭素と水となって排出される。

合成

細胞に送られたアミノ酸は、細胞核から転写された遺伝子情報（設計図）に基づいて並べられ、筋肉・肌・内臓・ホルモン・酵素・抗体などのたんぱく質になる。

呼吸や心拍、運動など、体が生きて活動することでさまざまなたんぱく質が不足すると、各器官の細胞内で、必要なたんぱく質の設計図に基づいてアミノ酸がつながれ、新たなたんぱく質がつくられる。

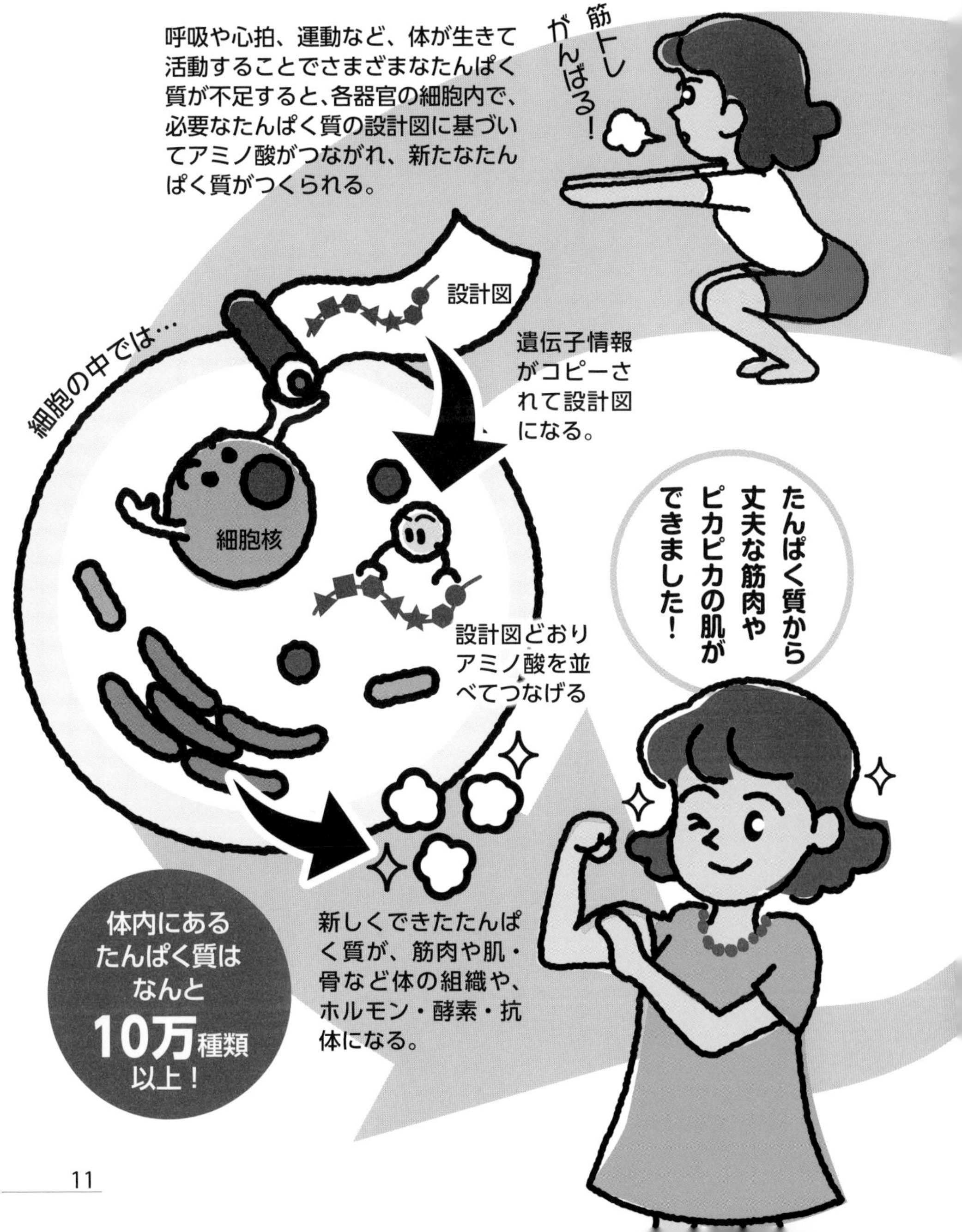
筋トレがんばる！
設計図
細胞の中では…
遺伝子情報がコピーされて設計図になる。
細胞核
設計図どおりアミノ酸を並べてつなげる
たんぱく質から丈夫な筋肉やピカピカの肌ができました！

新しくできたたんぱく質が、筋肉や肌・骨など体の組織や、ホルモン・酵素・抗体になる。

体内にあるたんぱく質はなんと**10万**種類以上！

目次

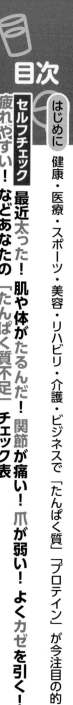

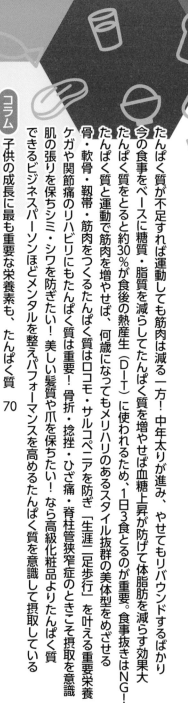

第1章

これだけは知っておきたい! 生きるための最重要栄養 たんぱく質の 最新 基礎知識

「たんぱく質」の「たん」はピータンの「たん」。「卵」の意味だった！ では「プロテイン」は？

「たんぱく質」を漢字で書くと「蛋白《たんぱく》質」。「蛋」は見慣れない漢字ですが、ピータン（アヒルの卵を熟成させた中国の食品）を漢字で「皮蛋《ピータン》」と書くように、「蛋」には「卵」という意味があります。つまり、**「蛋白」は「卵の白身」**を表しています。江戸時代末期、海を渡って日本へやってきた海外の化学書に載っていた、たんぱく質を意味するオランダ語「アイウィット（Eiwit）」[*1]が「卵の白身」を意味したことから、翻訳語として「蛋白質」という言葉が誕生したと考えられています。

卵の白身の約９割は水分ですが、それ以外のほとんどの成分はたんぱく質なので、卵白はたんぱく質の代表としてふさわしいといえそうです。

一方、たんぱく質を英語でいうと「プロテイン（protein）」です。これはギリシャ[*2]語の「proteios（πρωτειος＝プロティオス）」に由来し、もともとは「最も重要な物」「欠かせない物」「第一の物」という意味を持つ言葉だそうです。人間が生きていくうえで、たんぱく質が非常に重要と考えられてきたことの表れといえます。

＊1　原語はたんぱく質を意味する「アイヴァイス（Eiweiß）」というドイツ語。
＊2　Tanford, C. & Reynolds, J. *Nature's Robots: A History of Proteins*. (Oxford University Press, 2004).

みんな知らない書き方。栄養学分野では「たんぱく質」、生物学分野では「タンパク質」が一般的

英語ではプロテイン（protein）は一つの物質を指す言葉なのに、日本では「たんぱく質」の表記が定まっていません。漢字もあればひらがな、カタカナもあり、「大豆たんぱく」のように「質」が省略されたり、プロテインと呼ばれたりすることもあります。厚生労働省の「日本人の食事摂取基準（2020年版）」や文部科学省の「日本食品標準成分表2020年版（八訂）」では「たんぱく質」と表記されているのをはじめ、**栄養学の分野では「たんぱく質」**が多く見られます。身近な栄養の話題で登場することが多いせいか、新聞などの報道でも「たんぱく質」が優勢のようです。しかし、同じ文部科学省でも学術用語としては「タンパク質」を採用、**生物学や生化学の分野でも「タンパク質」が一般的**です。*医学用語でproteinがどう表記されているかを調べた研究によると、**医学研究の分野では「タンパク質」が格段に多い**そうです。学術的な用語としてはカタカナ表記が好まれるようです。本書では、栄養のことを主に扱うので、すべて「たんぱく質」と表記していくことにします。

＊「医学用語の選択に見られる特徴」（金子周司，京都大学大学院薬学研究科，第３回コーパス日本語学ワークショップ，国立国語研究所）

水分を除いた体重の30～40％を占めるたんぱく質は糖質・脂質・ビタミン・ミネラルよりも重要な栄養素

私たちの体は、主に「水分」「たんぱく質」「脂質」「ミネラル（無機栄養素）」の４つの成分と微量の「糖質」でできており、それらが組み合わさって骨や筋肉、脂肪、その他の組織を形づくっています。４つの主要成分のうち最も多いのは水分です。成人の体重の60％以上は水分で、体重60キロの人なら36キロ以上が水分という計算です。

では、たんぱく質はどうでしょうか。**水分を除いた体重**（約24キロ）**の約43％**、体重60キロの人なら重さにしてだいたい10キロ程度がたんぱく質でできています。

個人差はありますが、たんぱく質が人体に占める割合は、４つの主要成分の中では脂質・ミネラル・糖質を抑えて堂々の1位。たんぱく質は、まさに**人体の主要な構成要素**といえるでしょう。

しかし、たんぱく質は、食品から取り入れなければつくることができません。私たちが日々食品からとる糖質・脂質・ビタミン・ミネラルといった栄養素も重要ですが、たんぱく質は、体そのものをつくる**最も重要な栄養素**なのです。

ちなみに、ビタミンは「補酵素」とも呼ばれます。つまり、体内の化学反応を担うたんぱく質（＝酵素）の働きを助けるための栄養素であり、そこからもたんぱく質の重要性をうかがい知ることができます。

人体の構成成分

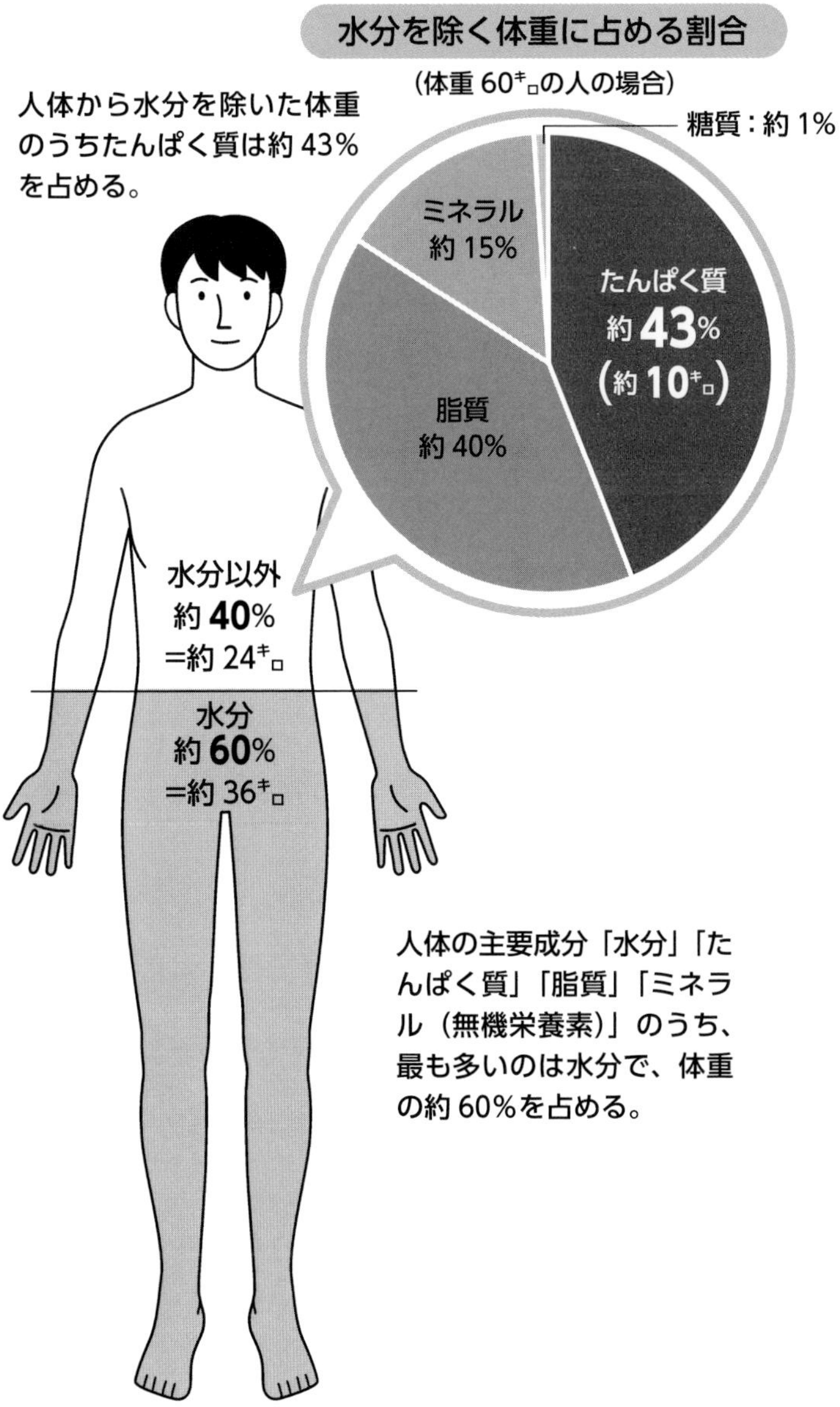
水分を除く体重に占める割合
（体重 60キロの人の場合）
人体から水分を除いた体重のうちたんぱく質は約 43%を占める。
糖質：約 1%
ミネラル 約 15%
たんぱく質 約 43% （約 10キロ）
脂質 約 40%
水分以外 約 40% =約 24キロ
水分 約 60% =約 36キロ
人体の主要成分「水分」「たんぱく質」「脂質」「ミネラル（無機栄養素）」のうち、最も多いのは水分で、体重の約 60%を占める。

「食生活改善指導担当者テキスト」（厚生労働省／ 2008 年）を基に作成

たんぱく質は1種類ではなく体内になんと10万種類以上も存在し、私たちの命をつないでいる！

食品に含まれるさまざまな栄養素は、体に吸収されて主に左図のような働きをします。中でもたんぱく質は、①エネルギー源となる、②体の組織をつくる、③体の機能調節・恒常性維持という3つの働きすべてに役立つマルチプレーヤーです。

エネルギー源となる「エネルギー産生栄養素」（糖質・脂質・たんぱく質）のうち優先的に使われるのは、吸収されてから最も早くエネルギーに換わる糖質ですが、糖質が不足すると脂質、たんぱく質もエネルギー源となります。

筋肉や内臓、皮膚など、体の組織を形づくるときにもたんぱく質が不可欠です。例えば筋肉では、水分を除いた重量の約80％はたんぱく質でできており、ほとんどたんぱく質の塊といえ

たんぱく質の３つの働き

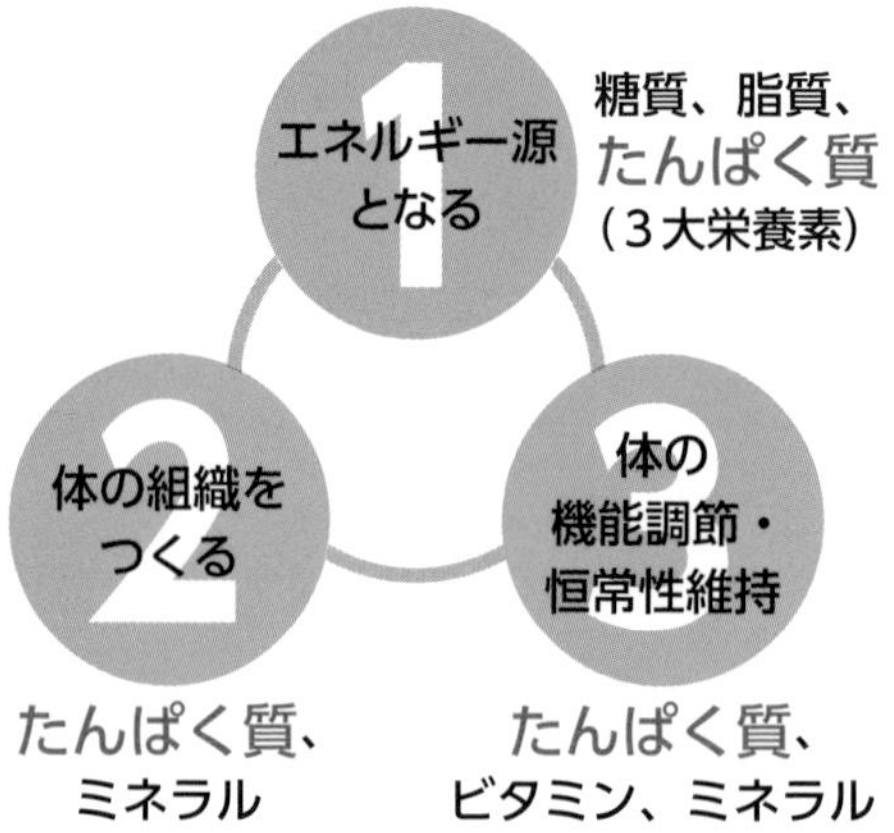

るでしょう。また、体の機能調節・恒常性維持*のために働く**酵素**や**ホルモン**、**抗体**なども、たんぱく質の仲間です。

このことからもわかるように、体内のたんぱく質は1種類ではありません。例えば、硬い骨を形づくる構造（骨基質）は、コラーゲンというたんぱく質にカルシウムやリンなどのミネラルが付着してできています。また、目の透明なレンズ「水晶体」も、たんぱく質を主な材料としています。

そのほかにも、たんぱく質はあらゆる場所で私たちの体を形づくっています（上図参照）。体内に存在するたんぱく質の種類は、なんと10万以上もあるといわれています。

命をつなぐ主なたんぱく質

脳神経	セロトニン、ドーパミン、ノルアドレナリン（神経伝達物質）
目	クリスタリン（目のレンズ・水晶体の成分）
口腔内	リゾチーム（抗細菌酵素）、でんぷんを分解するアミラーゼ（消化酵素）など
舌	味覚受容体（甘み・苦み・うまみ）
肺	炭酸デヒドラターゼ（炭酸脱水酵素=組織と二酸化炭素の交換を促す）
胃	たんぱく質を分解するペプシン（消化酵素）など
十二指腸	たんぱく質を分解するトリプシン、デンプンを分解するアミラーゼなど（消化酵素）
小腸	たんぱく質を分解するペプチダーゼなど（消化酵素）
すい臓	インスリン（糖の代謝を調節するホルモン）
肝臓	アルコール分解酵素（ADH、ALDH2）
髪・爪	ケラチン
肌	コラーゲン、エラスチン、ケラチン
骨	コラーゲン
筋肉	アクチン、ミオシン
血液	ヘモグロビン、アルブミン、グロブリンなど
免疫	抗体

＊ 外部の環境に変化が起こっても、体の内部環境（体温、血糖値など）を一定の状態に保とうとする人体の性質のこと。ホメオスタシスともいう。

20種の「アミノ酸」が数個〜49個つながると「ペプチド」、50個以上つながると「たんぱく質」の仲間入り

たんぱく質の構成成分は、*5種類の元素（水素H・炭素C・窒素《ちっそ》N・酸素O・硫黄《いおう》S）がさまざまにつながってできた**「アミノ酸」**という物質です。自然界の動植物に含まれるアミノ酸は約80種類ありますが、人体のたんぱく質を構成するアミノ酸は、わずか**20種類**しかありません。20種類のアミノ酸は、一定のルールに従ってビーズ細工のようにつながります。例外もありますが、一般にアミノ酸が50個以上つながったものを**「たんぱく質」**といい、50個未満のものを**「ペプチド」**と呼んでいます。

つまり、アミノ酸がつながってひも状になるとペプチドに、それが1本〜数本まとまってより合わされたり、くしゃくしゃに折りたたまれたりして特定の立体構造をつくると、たんぱく質となります。たんぱく質をつくるアミノ酸の種類や数、結合する順番や、「折りたたまれ方」も遺伝子情報で決まっており、それがたんぱく質の個性となります。例えば皮膚のたんぱく質は細長い線維状で、布のように網目構造をつくるので、皮膚に弾力性や伸縮性がもたらされるのです。

＊ 硫黄を含む「含硫アミノ酸」は数少ない。メチオニン、システインなど。

たんぱく質の構造

アミノ酸

5種類の元素が組み合わされて「アミノ酸」ができる。

ペプチド

いろいろなアミノ酸が数個～49個つながると「ペプチド」になる。

たんぱく質

アミノ酸が50個以上つながって特定の立体構造をつくると、「たんぱく質」となる。

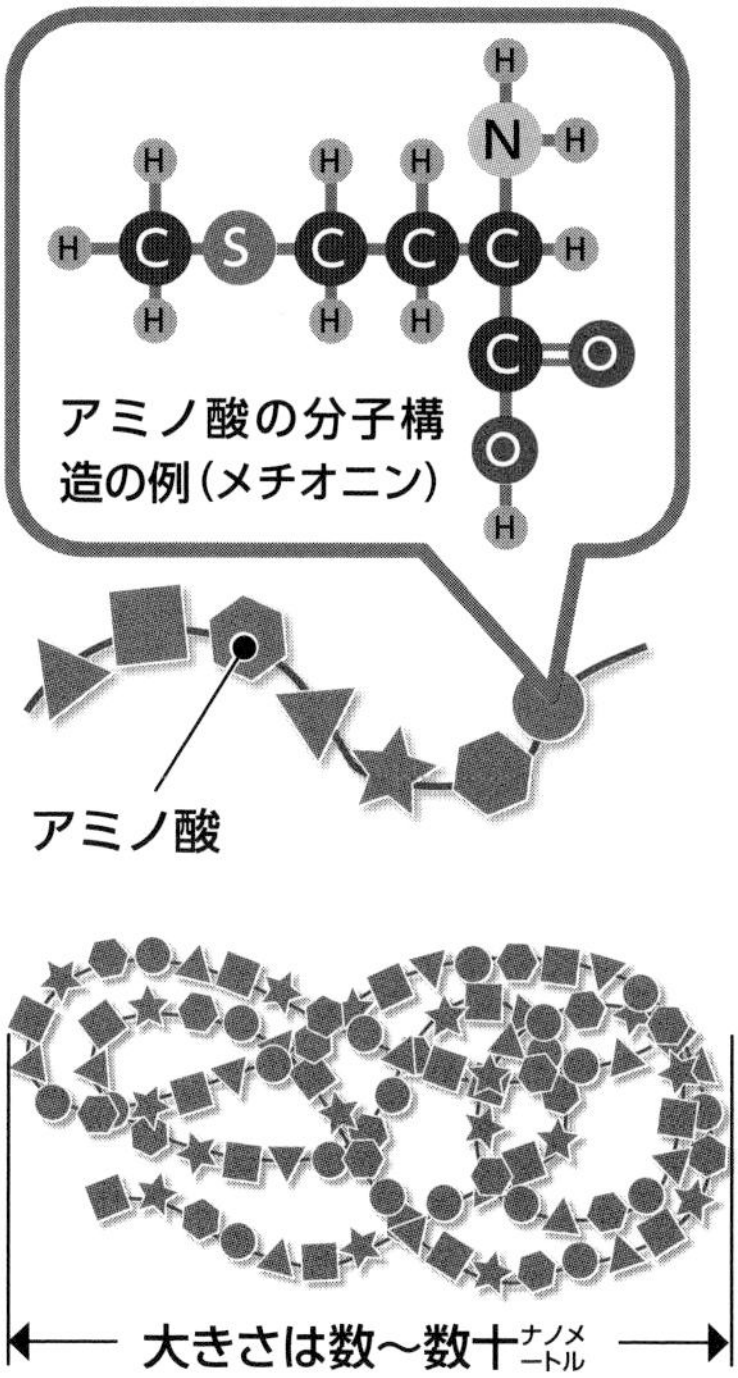

複雑な立体構造を持つたんぱく質は、研究者泣かせです。なぜなら、たんぱく質の大きさは数～数十ナノメートル（1ナノメートル＝100万分の1ミリ）。100万個集まっても数ミリ程度という極小サイズです。しかも複雑に折りたたまれているため、構造を調べるのに年単位の時間がかかることもあります。これは「たんぱく質折りたたみ問題」といわれ、数十億ものたんぱく質の存在が知られながら、構造が解明されているのは約10万にとどまる原因となっていました。

ところが最近、イギリスの企業がAI*（人工知能）を使ってたんぱく質の構造を正確かつスピーディーに解析する方法を開発、2021年に無償公開しました。今後AIの精度が高まればたんぱく質の解析が進み、医療をはじめ各種分野の発展に寄与すると期待されています。

＊ AlphaFold Open Source (DeepMind, 2021) https://deepmind.com/research/open-source/alphafold

たんぱく質は新陳代謝が盛んで、体のたんぱく質は約80日、筋肉は約180日で半分が入れ替わる

年齢や性別に関係なく、生きているかぎり新陳代謝（古いものと新しいものの入れ替わり）は行われます。たんぱく質も例外ではありません。食品から取り入れられて合成される分も含め、体のたんぱく質の総量はほぼ一定で、通常は大きく変動することはありません。私たちの体の中で、たんぱく質は絶えまなく分解・合成され、新しく生まれ変わっているのです。

このようなたんぱく質のリサイクルシステムを**「代謝回転（ターンオーバー）」**といいます（左ページの図参照）。

代謝回転によってたんぱく質の半量が入れ替わる期間を「半減期」といいますが、たんぱく質は半減期が比較的短い＝新陳代謝が盛んという特徴があります。*体全体では**たんぱく質の半減期は約80日**ですが、部位（たんぱく質の種類）によって差があり、半減期が短いのは肝臓・腎臓《じんぞう》・心臓・消化管などの内臓で、例えば**消化管壁の細胞は24時間、肝臓は約10～20日**です。これに対し、**筋肉や骨では半減期が長めで、筋肉は**

＊『栄養学の基本』（渡邊昌監修、マイナビ出版）、『基礎栄養学 第４版』（木戸康博・桑波田雅士・原田永勝編、講談社）より

たんぱく質の代謝回転(ターンオーバー)

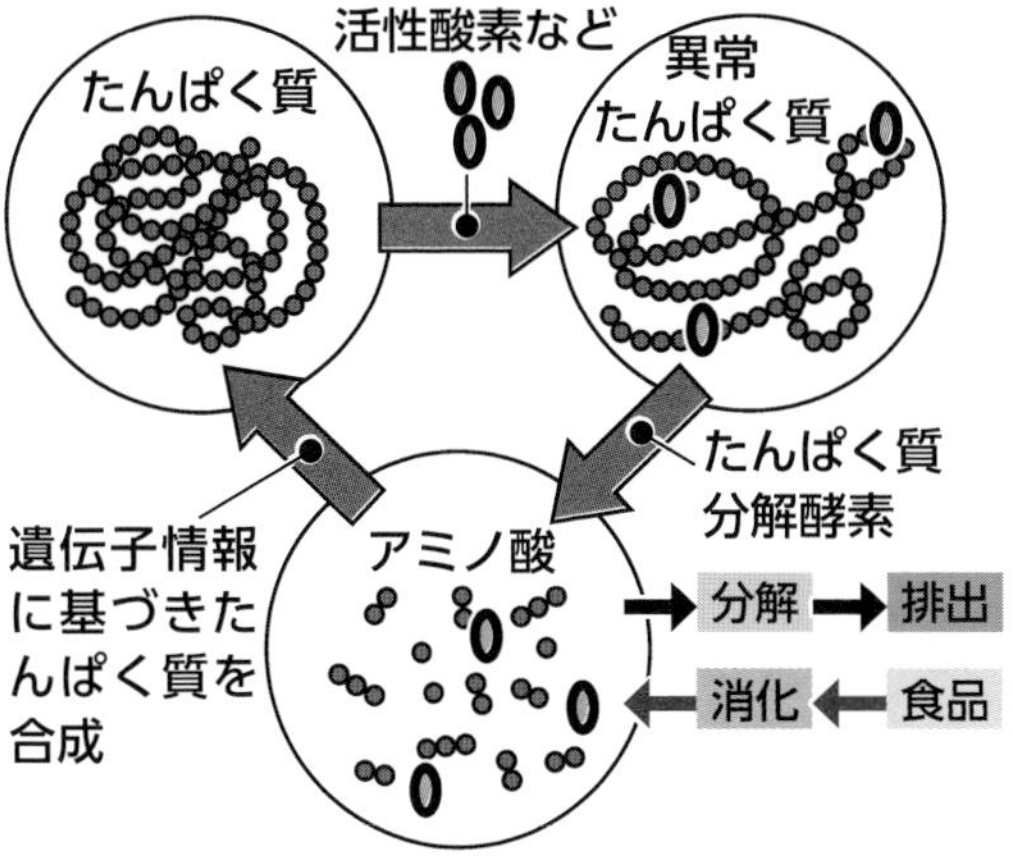

約180日、骨は1年といわれています。

代謝回転は、たんぱく質分子の劣化しやすさに関係があるようです。たんぱく質は活性酸素（物質を酸化する力が非常に強い酸素）などの影響で、簡単に変性して「異常たんぱく質」になります。そうなると本来の機能を発揮できなくなってしまうため、絶えずつくり直していたほうが合理的なのです。ただ、分解されるのは古い異常たんぱく質だけでなく、まだ新しく正常なものも含めて、無作為に行われます。

具体的にはたんぱく質を「たんぱく質分解酵素」がバラバラに分解して、アミノ酸の状態に戻します（たんぱく質分解酵素もたんぱく質でできている）。そうやってできたアミノ酸は、生命の設計図である遺伝子情報に基づいて再びつなげられ、正しい形のたんぱく質へと合成されます。

しかし残念ながら、分解されたアミノ酸の全量がリサイクルされるわけではありません。一部はエネルギーとして使われるうえ排出される分もあるため、少しずつ失われていきます。リサイクルのしくみがあっても、たんぱく質を日々食品から取り入れる必要があるのは、そのためです。

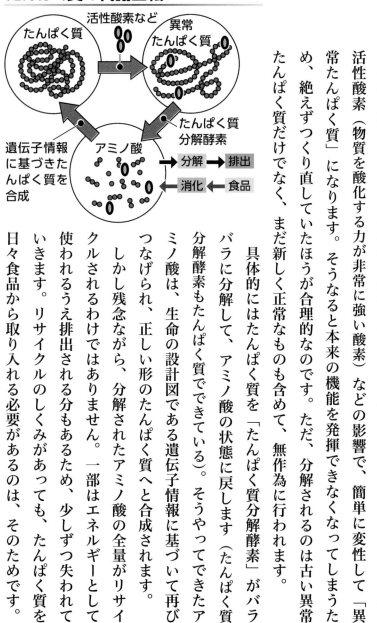

たんぱく質は体内にためておくことができないため、最優先にして「毎食摂取」を心がけるのが肝心

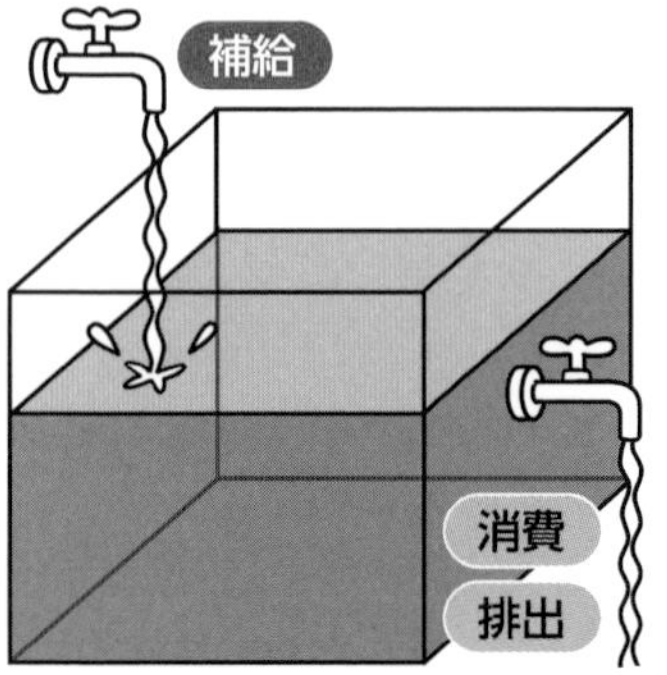

たんぱく質は体脂肪として蓄積しにくいため、毎食補う必要がある

食品から取り入れた糖質や脂質は、余分になれば体脂肪として蓄積されます。しかしたんぱく質の場合、余分が出ると、その多くはエネルギーとして消費されたり、尿として排出されたりしてしまいます。一部は体脂肪にもなりますが、たんぱく質はほとんどためておくことができない栄養素なのです。また、たんぱく質は代謝回転（ターンオーバー。26ページ参照）によって少しずつ失われています。一方で失われているのに体外から補わずにいれば、部品であるアミノ酸が不足し、たんぱく質をつくることができません。

上図のような水槽を思い浮かべてください。下の蛇口から水が失われても、上の蛇口から新しい水が供給されていれば、水量は一定に保たれます。たんぱく質も同様です。体内のたんぱく質量を維持するためには、毎食でコンスタントにたんぱく質を「供給」する必要があるのです。

今やコンビニでもスーパーでも「高たんぱく食品」が急拡充され、たんぱく質を補いやすい時代になった

人類は長い歴史の中で、大切なたんぱく質の供給源を確保するための苦労を重ねてきました。季節などの条件によって魚や肉が手に入りにくくなっても、安定してたんぱく質をとることができるように、さまざまな工夫をこらして加工したり保存したりしてきたのです。例えば日本では魚のなれずしや身欠きニシン、高野豆腐など、先人の知恵が生かされた高たんぱくの保存食品が、今も食卓を豊かにしてくれています。

現代は、さらに手軽に、いつでもどこでもたんぱく質を補える時代になりました。特に数年前からは、高たんぱく食品が続々と商品化されて、コンビニやスーパーの売り場に並ぶようになっています。

例えば、バッグに入れて持ち歩けるような、鶏のささみやサラダチキン、大豆の加工食品、たんぱく質を高配合した機能性食品も手に入りやすくなっています。外出先の食事でたんぱく質が足りないと思ったときなどは、これらをうまく利用すれば、無理なくたんぱく質を補うことができて便利です。

「プロテインは筋骨隆々としたアスリートのもの」は大間違い！ 一般人やシニアこそ上手に活用する時代

「プロテイン」といえばたんぱく質のことですが、一般的には、たんぱく質が主成分の粉末状の栄養補助食品を指します。粉末を水に溶いて飲むプロテインは、主にアスリートやボディビルダーが、トレーニングで傷んだ筋肉を修復し増強する目的で用いてきました。通常の食品で大量にたんぱく質をとろうとすると、脂質や糖質もいっしょにとることになり、カロリーオーバーになりがちなのをさける意味もあります。

しかし、プロテインは、一般人やシニアにこそ利用価値の高い食品です。例えば、小腹がすいたときのおやつ代わりにプロテインをとれば、カロリーを抑えながらたんぱく質をとることができます。食が細くなったシニアのたんぱく質不足も、手軽に解消することができます。飲みやすくフルーツなどの風味をつけたものや、水に溶く手間がいらないカップや紙パック入りのプロテイン飲料もあるので、活用するといいでしょう。ただし、自分のとるべきたんぱく質の目標量を知り、ふだんの食事との合計で、とりすぎにならないように注意することも大切です（72ページ参照）。

第2章

急告! 日本人に今
たんぱく質不足の
人が増え、万病を招いて
老化を早める元凶と大問題

ヤセ信仰や粗食ブーム、肉食回避で日本人のたんぱく質の摂取量は50年以上前のレベルまで減少

「日本人は栄養失調」と聞けば、「まさか」と思うでしょう。確かに、食料不足で生命を維持できないような栄養失調はほとんどありませんが、たんぱく質にかんしては、「質的な栄養失調」ともいうべき状況です。2019年の1日当たりのたんぱく質摂取量（平均値）は71・4グラムと、なんと50〜60年前と同レベルなのです（下図参照）。

日本人のたんぱく質摂取量は高度経済成長期（1960〜70年代）に急上昇、95年にピークを迎え、2000年ころまでおおむね80グラム前後でした。ところがそこから急降下。現在は1970年以前のレベルにまで落ち込んでいるのです。数字

1日当たりのたんぱく質摂取量の推移

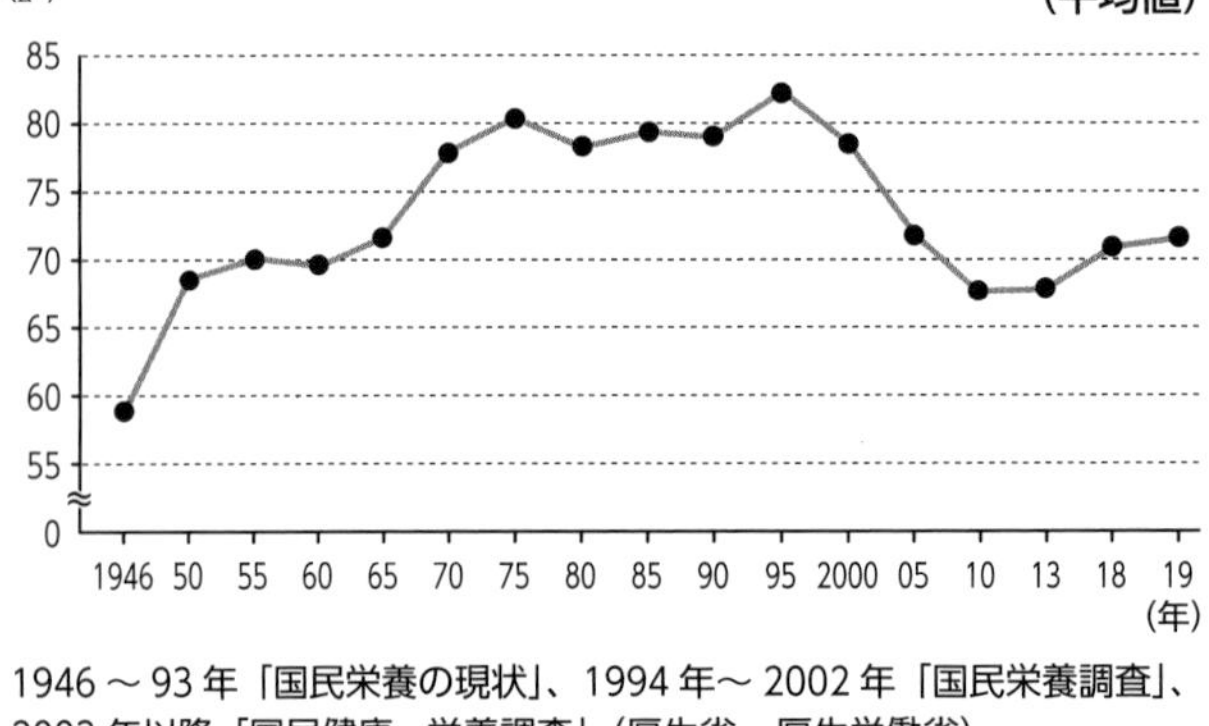

1946 〜 93 年「国民栄養の現状」、1994 年〜 2002 年「国民栄養調査」、2003 年以降「国民健康・栄養調査」（厚生省、厚生労働省）

は子供から高齢者までを含む平均値であり、２０１０年からはやや回復傾向にあるとはいえ、全般的にたんぱく質の摂取量は十分とはいえません。

厚生労働省「日本人の食事摂取基準（２０２０年版）」では、18歳以上の成人男性の１日当たりのたんぱく質の推奨量は65グラム、女性で50グラムです。しかし同基準の目標量（良好な栄養状態を維持するのに十分な量）はもっと多い（38ページ参照）ことを考えると、やはり不足ぎみといえます。

エネルギー・主要栄養素摂取量の推移

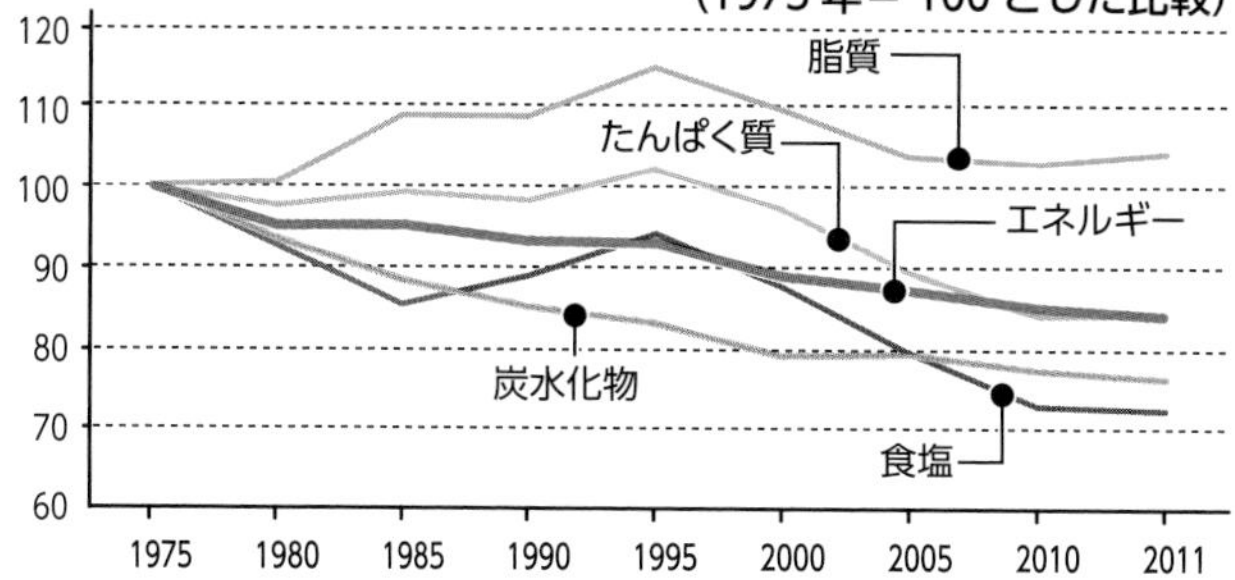

（厚生労働省「平成23年国民健康・栄養調査」）

日本人のたんぱく質不足の原因は何か、はっきりとはわかりませんが、摂取エネルギー量も同様に減少しつづけていることにヒントがあるかもしれません（上図参照）。ヤセ願望が強く肥満を恐れて粗食にしたり、朝食抜きの人が増えたり、健康志向が強すぎてカロリーが高そうな肉食をさけたりしているためではないかといわれています。

やせすぎると*筋肉量だけでなく筋肉の質も低下し、肥満と同じように糖尿病のリスクが高まるという報告もあります。しっかりとたんぱく質をとって体を適度に動かし、筋肉の維持を心がける必要があります。

＊ Someya Y, Tamura Y, *et al*. Characteristics of Glucose Metabolism in Underweight Japanese Women, *Journal of the Endocrine Society*, Volume 2, Issue 3, March 2018, p279-289.

たんぱく質不足は筋肉や骨を減らし肥満・シミ・シワ・薄毛・寝たきり・貧血・感染症・うつなど万病の元凶

ビタミン不足は肌荒れなどの症状として現れやすく、比較的自覚しやすいものです。これに比べてたんぱく質は不足しても気づきにくいという側面があります。体内である種類のたんぱく質が不足しても、別のたんぱく質が分解されてできたアミノ酸から合成されて不足分が補われるため、症状がすぐには現れにくいのです。

しかし、たんぱく質は体のあらゆる部位で必要とされています。摂取量が不足すれば思いがけないトラブルや、深刻な病気を引き起こす可能性もあります。

①筋肉への影響

たんぱく質の摂取が不足し、筋肉のうち骨格筋（腕や足など、体を支えて動かす筋肉）が減ると、基礎代謝量（安静時にも消費される必要最小限のエネルギー量）が減少するため、太りやすくやせにくい体質になり、肥満のリスクが高まります。

また、筋肉量が減少すると、体を少し動かしただけで疲れやすくなり活動量が減るため、特に高齢者では「サルコペニア」といわれる筋力・身体能力の低下から「フレ

イル（心身の虚弱状態）」を招き、将来、**寝たきり**になる危険性も増大します。

意外なところでは、筋肉が減ると筋肉でブドウ糖を消費する量が減って、血糖値が上がりやすくなることから、**糖尿病**の危険因子になるともいわれています。

筋肉には骨格筋のほかに、血管壁や内臓にある平滑筋と、心臓だけにある心筋があります。たんぱく質不足で血管壁が柔軟性を失ってもろくなると**動脈硬化**が進み、**心筋梗塞《こうそく》**や**脳卒中**などの**心血管病**につながる恐れもあります。内臓の筋肉や心筋が弱まれば、**消化機能や心肺機能といった体の基本機能が衰えてしまいます。**

②血液・骨への影響

たんぱく質の摂取が不足すると、血液成分のヘモグロビンなども減少するうえ、たんぱく質には、非ヘム鉄（野菜や海藻に多く含まれるものの吸収されにくい鉄分）の吸収を高める働きもあることから、**貧血**も心配されます。また、骨の基質はコラーゲンというたんぱく質でできており、摂取量不足は**骨や歯の健康にも影響します。**

③皮膚・髪・爪への影響

美容面からもたんぱく質不足は大敵です。皮膚はコラーゲンやエラスチンといったたんぱく質でできており、その材料となるアミノ酸が不足して代謝回転（ターンオーバー。26ページ参照）がうまくいかないと、色素が沈着して**シミ**の原因になったり、弾力が失われてシワの原因になったりする可能性もあります。

皮膚に関係するたんぱく質はほかにもあります。角質層に含まれるケラチンというたんぱく質が足りなくなると、外界の刺激から肌を守るバリア機能がうまく働かず、皮膚炎などの原因になります。

ケラチンは髪の材料でもあるので、たんぱく質の摂取不足は抜け毛や薄毛につながります。爪の主成分もケラチンで、爪が薄くなって割れたり、もろくなってはがれる二枚爪になったりといったトラブルが起こりやすくなります。

④酵素・ホルモン・免疫・精神への影響

体内には、消化酵素、アルコールを分解する酵素など、多様な働きをする酵素や、体の機能を調整する各種のホルモンがあります。たんぱく質の不足はこれらの酵素やホルモンの不足に直結し、消化不良、血糖値の上昇、女性の月経異常など、さまざまな不調を招きます。また、免疫をつかさどる抗体が十分につくられないと、カゼやインフルエンザといった各種の感染症にかかりやすくなります。

たんぱく質不足は、精神にも影響を及ぼします。神経伝達物質であるドーパミンやセロトニンなどのたんぱく質が不足すると、集中力や思考力が低下したり、うつ病など心の不調を招いたりする恐れもあります。

たんぱく質不足の主な影響

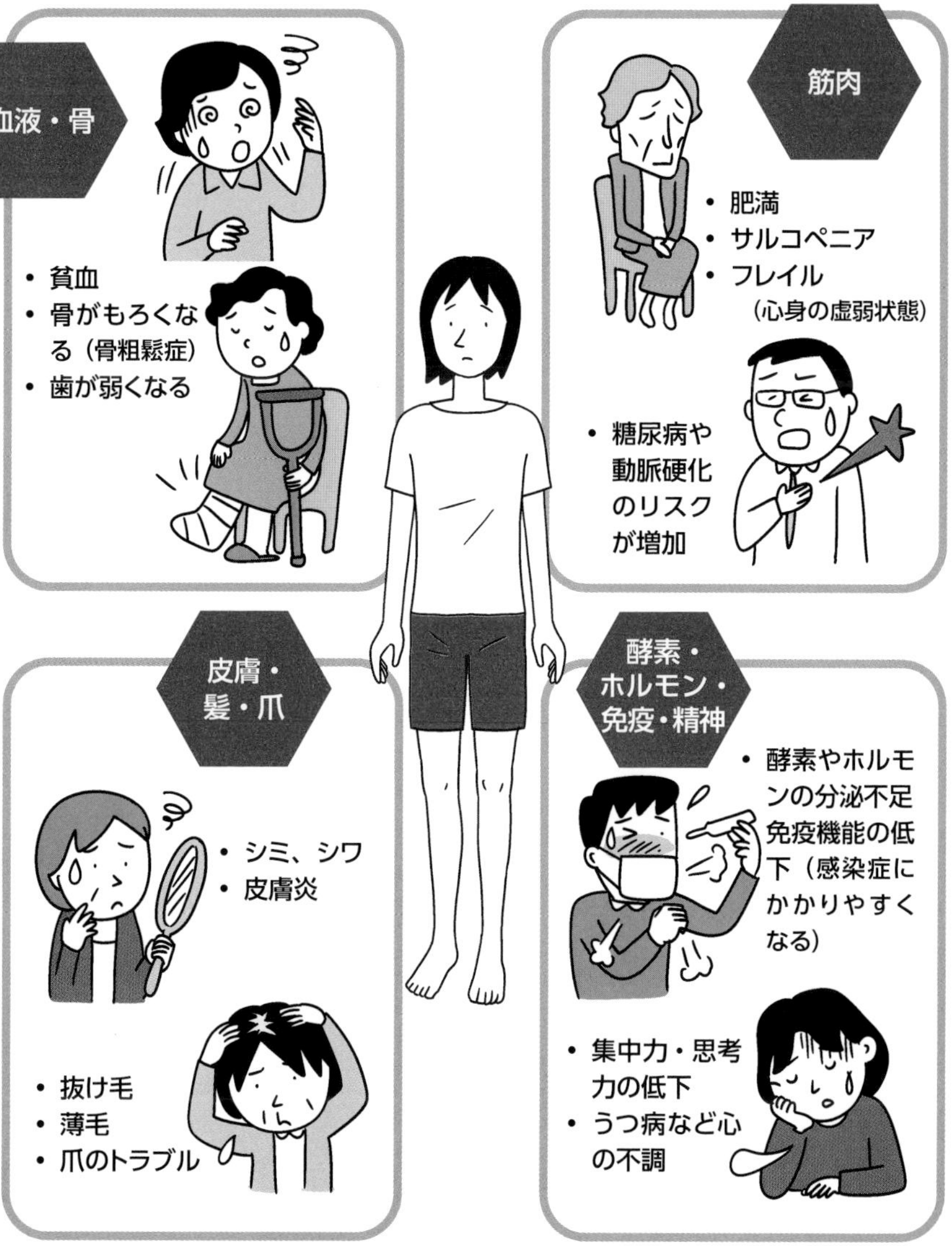
血液・骨
・貧血
・骨がもろくなる（骨粗鬆症）
・歯が弱くなる
筋肉
・肥満
・サルコペニア
・フレイル
（心身の虚弱状態）
・糖尿病や動脈硬化のリスクが増加
皮膚・髪・爪
・シミ、シワ
・皮膚炎
・抜け毛
・薄毛
・爪のトラブル
酵素・ホルモン・免疫・精神
・酵素やホルモンの分泌不足
免疫機能の低下（感染症にかかりやすくなる）
・集中力・思考力の低下
・うつ病など心の不調

現代人は子供からシニアまでたんぱく質の重要性に無関心で不足が目立つため、国も摂取目標を引き上げ

厚生労働省は、５年ごとに改定される「日本人の食事摂取基準」の２０２０年版で、たんぱく質の摂取目標量を引き上げました。具体的な目標量は１日に必要な総エネルギーに対する割合で示され、50歳以上では改定前に比べて目標量の下限が１～２%増えました（上の表参照）。例えば50歳で１日のエネルギー必要量が２６００《キロカロリー》の人なら、３６４～５２０《キロカロリー》（91～１３０《グラム》）をたんぱく質からとることが目標となります。

これは、日本で高齢化が急加速し、２０６５年[*]には約２・６人に１人が65歳以上の超高齢社会になるといわれ、サルコペニア（筋力・身体能力の低下）やフレイル（心身の虚弱状態）の予防が急務となっているためです。同時に、日本人全体のたんぱく質摂取量が低調で、若い世代でもたんぱく質の重要性が広く認識されていないことへの危機感もあるものと考えられます。

たんぱく質目標量の引き上げ

2015 年

年齢	目標量（%エネルギー）
18 歳以上	13 ～ 20

2020 年

年齢	目標量（%エネルギー）
18 ～ 49 歳	13 ～ 20
50 ～ 64 歳	**14 ～ 20**
65 歳以上	**15 ～ 20**

1日当たり目標量。%エネルギーは総エネルギーに占める割合

＊ 内閣府「令和３年版高齢社会白書」

第3章

たんぱく質は「百面相」！エネルギー源、体の構成成分、酵素、ホルモン、抗体として縦横無尽の大活躍

たんぱく質の
第1の顔

頭を働かせ体を動かすエネルギー源。糖質と同じ1《グラム》4《キロカロリー》だが体脂肪に換わりにくいのが特徴

たんぱく質がエネルギー源であることは、あまり認識されていないのではないでしょうか。たんぱく質は糖質・脂質とともに、脳を働かせたり体を動かしたりするためのエネルギーとなる「エネルギー産生栄養素」の1つです。**脂質は1《グラム》9《キロカロリー》、たんぱく質は意外にも糖質と同等で1《グラム》4《キロカロリー》**のエネルギーとなります。

ただし、エネルギー源としてのたんぱく質は、糖質・脂質とは少し異なる特徴があります。

糖質・脂質をとりすぎると体脂肪として蓄えられます。では、たんぱく質をとりすぎた場合はどうでしょう。たんぱく質は消化されてアミノ酸となった後、肝臓で糖質に変換されてから脂肪に換わるという複雑な過程をたどるため、糖質や脂質に比べて体脂肪になりにくいのです。一部を除いてほとんど体脂肪になることなく、不要物として尿中に排出されてしまいます。つまり、**たんぱく質は体脂肪に換わりにくいエネルギー源**といえます。

たんぱく質の
第2の顔

若々しい血管や内臓、骨や靭帯、肌・髪・爪をつくる「コラーゲン」「エラスチン」「ケラチン」

「コラーゲン」「エラスチン」「ケラチン」などは「構造たんぱく質」と呼ばれ、細胞どうしをつなぎ、体の構造をつくっています。いずれも細長い棒状や線維状の形をしており、いろいろに組み合わされることで、肌や髪、爪のほか、血管や内臓の壁、骨の基質（骨の硬い構造）、靭帯《じんたい》（骨と骨をつなぐ丈夫な線維組織）や腱《けん》（骨と筋肉をつなぐ丈夫な線維組織）といった、頑丈な構造がつくられます。例えば皮膚では網目状になったコラーゲンの線維を弾力性のあるエラスチンの線維がつなぎ留めた構造をつくり、肌の張りと弾力を支えています。エラスチンは、血管や肺などの壁でもコラーゲンとともに細胞どうしをしっかりつなぐ働きをします。特に、人体最大の動脈である大動脈では水分を除いた重さの約半分はエラスチンで、力強い心臓の拍動を受け止める強さとしなやかさを持つ構造を支えています。ケラチンは髪では束に、爪では縦横交互に重なった3層になることで、強く柔軟な構造をつくっています。

皮膚の構造

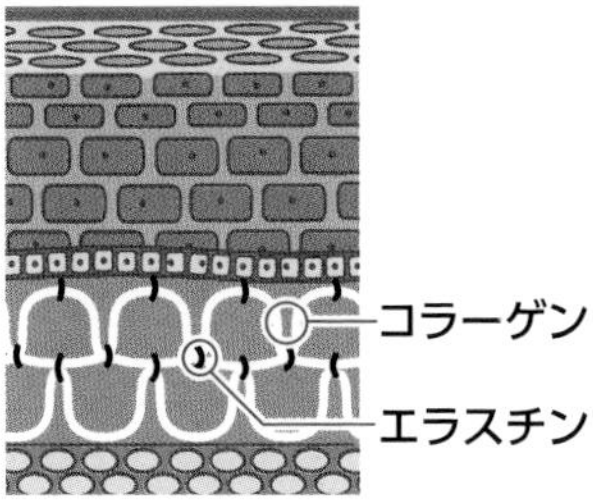

たんぱく質の
第3の顔

たくましくてしなやかな筋肉をつくる「アクチン」「ミオシン」

腕にグッと力を入れると筋肉が収縮します。**骨格筋**（腕や足などの筋肉）を意志に従って動かし、たくましい力を生み出すのも**「収縮たんぱく質」**というたんぱく質の働きです。

骨格筋には、**「アクチン」「ミオシン」**というたんぱく質でできた直径1ナノメートル（1ナノメートルは100万分の1ミリ）ほどの細長い「筋原線維」がギッシリつまっており、両者は交互に重なり合いながら連なってしなやかな組織をつくっています。脳から「筋肉を収縮させろ」という指令が伝わると、ミオシン線維の持つ腕のような部分がアクチン線維の間にすべり込む形でくっつきます。それぞれの線維自体は縮みませんが、重なりが深くなることで一定方向に引っぱられ、筋肉全体が収縮するのです。

筋肉の構造

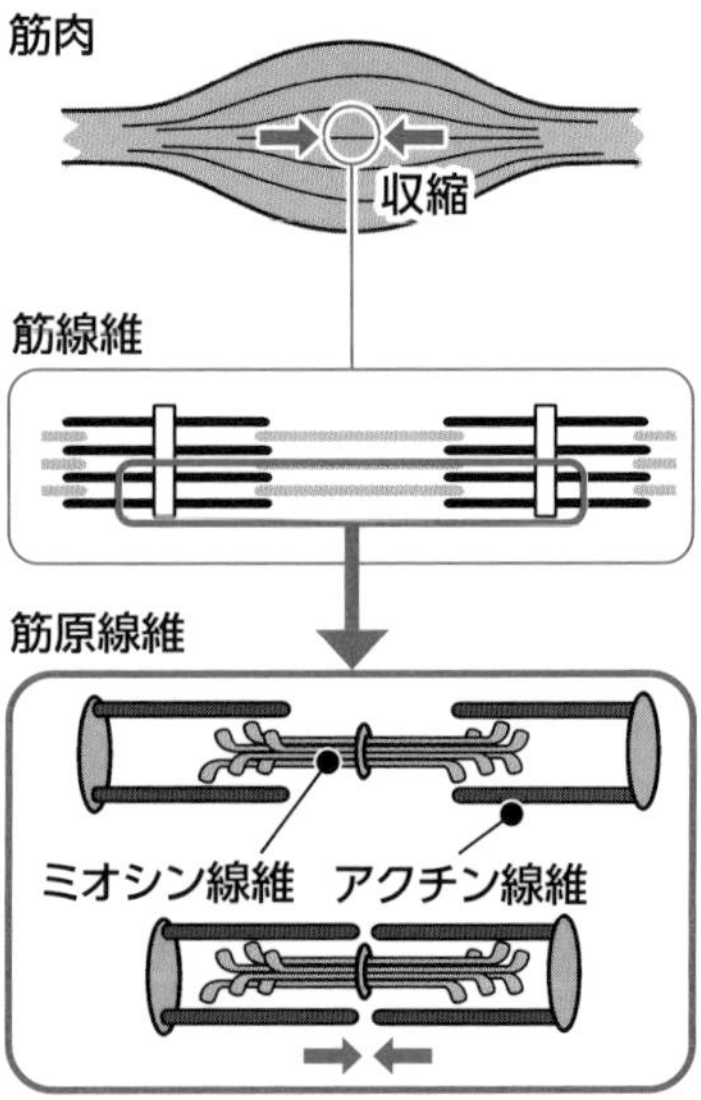

たんぱく質の第4の顔

全身の細胞に酸素や栄養を運び活動させる「ヘモグロビン」「リポたんぱく」

血液とともに移動しながら、酸素や栄養を体のすみずみへ運んでいるたんぱく質を「輸送たんぱく質」といいます。赤血球の中にある「ヘモグロビン」は代表的な輸送たんぱく質です。血液が赤いのは、ヘモグロビンが鉄（ヘム鉄）を含むためです。ヘモグロビンは酸素と結びつく力が強く、肺で酸素を受け取るとより鮮やかな赤になり、動脈血として酸素を全身の細胞に運びます。酸素を運び終えると黒っぽい赤になり、今度は静脈血として肺へ、細胞から回収した二酸化炭素を運びます。

血液に溶けないコレステロールなどの脂質と結びついて運ぶ「リポたんぱく」も、輸送たんぱく質の一つです。食品から取り入れたり肝臓で合成されたりした脂質をほかの臓器などへ運ぶリポたんぱくを「LDL」*、体内の脂質を肝臓に戻すものを「HDL」といい、それぞれに含まれるコレステロール量は脂質異常症などの検査の指標となっています。このほかにも、カルシウムなどの微量元素や酵素、ホルモン、薬などを運ぶ「アルブミン」、鉄を運ぶ「トランスフェリン」などがあります。

＊ LDLコレステロールは悪玉コレステロール、HDLコレステロールは善玉コレステロールと呼ばれる。

たんぱく質の
第5の顔

脳や心、自律神経を安定させやる気を生み出す「セロトニン」「ドーパミン」「ノルアドレナリン」

あまり知られていませんが、実は、**たんぱく質は心にも影響**します。体内には情報伝達を担う物質が１００種類以上ありますが、**「セロトニン」「ドーパミン」「ノルアドレナリン」**は３大神経伝達物質といわれ、脳内で働いて感情をコントロールしています。これらの主な材料となるのが、食品からとるたんぱく質（アミノ酸）です。

ドーパミンは喜びや快楽、達成感をもたらします。ノルアドレナリンは緊張や集中力をもたらし、ストレスに対して立ち向かう「やる気」を生み出します。これらは不足しても過剰になっても精神が不安定になります。「幸せホルモン」とも呼ばれるセロトニンはこれら２つがバランスよく働くようコントロールして心を落ち着かせ、**自律神経**（意志とは無関係に体の働きを支配する神経）を安定させる働きをします。

うつ病、**統合失調症**、**パニック障害**、**不安障害**などの精神疾患《しっかん》は、複数の要因が複雑に絡み合って発症しますが、近年では、神経伝達物質の不足も原因の一つとされています。たんぱく質をしっかりとることは、心の安定にもつながるのです。

たんぱく質の
第6の顔

性差や成長、若さをもたらす「男性ホルモン」「女性ホルモン」「成長ホルモン」

体の機能を調節して正常な状態に保つ働きをする「ホルモン」も、たんぱく質からつくられます。神経伝達物質（右㌻参照）は神経間で情報を伝えますが、ホルモンは細胞と細胞の間で情報を伝え、細胞の増殖を促す働きをしています。主に内分泌《ぶんぴつ》系*の器官から分泌され、血液によって対応する特定の細胞へと運ばれます。

100種類以上あるホルモンのうち、有名な「男性ホルモン」「女性ホルモン」といった性ホルモンは、男女の生殖器の違いや性徴（男性の声変わりやひげ、女性の乳房の発育、月経など）のもととなるものです。男性ホルモンは主に精巣から、女性ホルモンは主に卵巣から分泌されています。

もう一つの有名なホルモン「成長ホルモン」は頭蓋骨《ずがいこつ》の中央、脳の底部にある下垂体から主に分泌され、筋肉や骨の細胞分裂を促します。名前のとおり子供の体の成長に欠かせないホルモンですが、大人でも脂肪やブドウ糖などの代謝（体内で起こる合成・分解などの化学反応）に関係し、若々しさを保つ重要な役割を果たしています。

＊ 内分泌系＝体の内側（血管）に向かって物質を分泌する器官。視床下部、下垂体、甲状腺、副甲状腺、膵島細胞（ランゲルハンス島）、副腎、性腺（精巣、卵巣）など。

たんぱく質の
第7の顔

血糖値を調節するホルモン「インスリン」

食品から取り入れた糖質が消化・吸収されると血液中にブドウ糖が増えます（血糖値の上昇）。すると「インスリン」というホルモンが分泌《ぶんぴつ》され、ブドウ糖をエネルギー源として脳や筋肉の細胞に取り込ませたり、余ったブドウ糖をグリコーゲンや脂肪として脂肪細胞に蓄えるよう促したりして、血糖値を一定の範囲に調節します。このように血糖値を下げる働きをするホルモンはインスリンだけ。インスリンもたんぱく質からつくられます。インスリンはすい臓の膵島《すいとう》（ランゲルハンス島）のβ《ベータ》細胞から分泌され、血液中を移動して各細胞に働きかけます。なんらかの原因でβ細胞が損なわれてインスリンが分泌されないと、血液中にブドウ糖がダブつき、血糖値が下がらなくなって、のどの渇き、多尿、体重減少などの体の不調や、昏睡《こんすい》を起こすこともあります。これが1型糖尿病*です。ところが、β細胞からインスリンが分泌されていても、ブドウ糖を受け取るほうの細胞にある「インスリン受容体」がうまく働かない状態（インスリン感受性の低下）になることがあります。この場合も高血糖状態が続き、2型糖尿病*を招きます。なお、インスリン受容体もたんぱく質でできています。

＊ 1型糖尿病のほとんどはウイルス感染などで突発的に発症し、子供や若者に多い。2型糖尿病は遺伝的要因に食べすぎや運動不足などが加わって起こる生活習慣病とされ、中高年に多い。

たんぱく質の
第8の顔

食品の栄養を分解して吸収を促す「消化酵素」

「消化酵素」もたんぱく質でできた物質で、栄養素を体に吸収しやすくするために分解するさい、その反応速度を速める働きをします。

ただし、酵素は糖質なら糖質だけを専門とし、ほかの栄養素に対しては働かないスペシャリストです。

唾液《だえき》や、すい臓から分泌《ぶんぴつ》されるすい液に含まれる「アミラーゼ」は、代表的な糖質分解酵素です。アミラーゼがある程度の大きさに分解した糖が腸に送られると、マルターゼなどの消化酵素が働いて、さらに細かく分解し、吸収を促します。

「リパーゼ」は脂質を分解し吸収しやすくする酵素です。すい液や胃液に含まれます。胃液に含まれるペプシン、すい液に含まれるトリプシン、キモトリプシン、エラスターゼ、腸液に含まれるアミノペプチダーゼNなどは、いずれもたんぱく質分解酵素「プロテアーゼ」の仲間です。たんぱく質をペプチドに分解したり、ペプチドをさらに小さなアミノ酸に分解したりして、体内で利用しやすくする働きがあります（9ページの図参照）。たんぱく質を分解するのもまた、たんぱく質でできた酵素なのです。

たんぱく質の
第9の顔

体内で行われる数多くの化学反応を助ける「代謝酵素」

体内には合わせて数千種類もの酵素があり、体内のあらゆる化学反応にかかわっています。消化酵素のほかには、さまざまな化学反応を助ける「代謝酵素」があります。代謝酵素も消化酵素と同様、特定の物質に対してだけ働くスペシャリストです。

例えばお酒を飲むと、大部分は肝臓でアルコール脱水素酵素（ADH1B）が働いてアルコールを分解し、アセトアルデヒドという物質になります。アセトアルデヒドはそのままでは毒性が強いので、さらにアルデヒド脱水素酵素（ALDH2）が働いて分解され、無害な酢酸《さくさん》となって全身を巡り、最終的には尿や汗となって排出されます。お酒を飲んで酔い、醒《さ》めるまでには、このような代謝酵素の働きがあるわけです。

このほかにも、炭酸脱水酵素は、体内の組織から二酸化炭素を取り出したり肺で変換した二酸化炭素を排出したりして、スムーズな呼吸を助けています。ケガのさいに血液を固まらせて出血を止める酵素や、体外から取り込まれた薬や毒物などを分解して排出しやすくする酵素もあります。肝臓の検査で調べられるAST（GOT）やALT（GPT）、γ《ガンマ》-GTPも代謝酵素の一種です。

たんぱく質の
第10の顔

新型コロナウイルスなど病原体と闘う「インターフェロン」「抗体」

細菌や、新型コロナ感染症をはじめとするウイルスなどの病原体から体を守るしくみを免疫といい、たんぱく質も深くかかわっています。免疫には「自然免疫による防御（侵入を防ぐ）」「獲得免疫による攻撃（体内で敵と闘う）」という2段階があります。

病原体などが体内に侵入しようとしたとき、最前線で働くシステムが自然免疫です。人間に生まれつき備わっているしくみで、侵入者を自分ではない異物と認識した時点で問答無用で攻撃し、排除しはじめます。自然免疫では白血球やマクロファージなどの免疫細胞のほか、ウイルスに侵された細胞が分泌《ぶんぴつ》する「インターフェロン」などのたんぱく質も、ウイルスの増殖を阻止します。ウイルス性の肝炎などに対しては、人工的に生産したインターフェロンを体外から補う治療も行われています。

獲得免疫は、過去に感染した経験から、細胞が特定の侵入者専用に武器「抗体（免疫グロブリン）」をつくって攻撃するしくみです。抗体もたんぱく質でできており、特定の細菌やウイルスに特化しているので、強い攻撃力を持っています。

裏の顔もあった!

問題視される「尿たんぱく」「病原体」「アレルゲン」「アミロイドβ」も実はたんぱく質

エネルギー源となったり、体をつくったり、健康を守る働きをしたりと大活躍のたんぱく質ですが、実は「正義の味方」だけではない「裏の顔」も持っています。

健康診断の尿検査に「尿たんぱく」という項目があります。もし陽性なら「尿にたんぱく質がまざっている」という意味で、この場合は、あまりうれしいたんぱく質ではありません。腎臓《じんぞう》の機能が低下している可能性があるからです。激しい運動などで一時的に陽性になる場合もありますが、通常、たんぱく質は腎臓でろ過され、検査で陽性になるほどの量が尿にもれ出ることはありません。腎臓の病気は目立った症状が現れにくいため、検査値が陽性でも見過ごされがちですが、気づいたときは人工透析の一歩手前ということもあります。尿たんぱくが出たら、たとえ自覚症状がなくても、早めに専門医の診察を受けることが大切です。

歓迎されないたんぱく質としては、病気の原因となる「病原体」もあります。新型コロナウイルスやインフルエンザ、狂犬病、C型肝炎などの感染症を起こすウイルスは、たんぱく質でできているのです。ウイルスだけではありません。結核、腸チフス、破傷風といった病気の原因となる細菌も、たんぱく質でできた病原体です。

花粉症や**食品アレルギー**などの**「アレルゲン」**（アレルギーの原因となる物質）も、多くはたんぱく質でできています。例えば、スギ、ヒノキなどの花粉にはCryJ1《クリジェイワン》というたんぱく質が含まれます。これが目や鼻から体に入ると免疫細胞が抗体をつくって闘いますが、闘いが激烈になるとヒスタミンなど刺激性のある化学物質がつくられ、クシャミやかゆみなどのアレルギー症状を招きます。

卵、乳製品、小麦、甲殻類などの食品に含まれるたんぱく質も、アレルギーの原因になることがあります。

ただし、食品の場合、肉アレルギーの人が少ないことからもわかるように、たんぱく質が多い食品が原因になりやすいわけではありません。アレルギーを起こしやすい構造のたんぱく質が含まれるものが原因になると考えられています。

体そのもののたんぱく質の異常で病気が起こることもあります。例えば脳が萎縮《いしゅく》して認知症の症状が現れる**アルツハイマー病**は、加齢やストレスなどから起こる脳のたんぱく質の異常によって、脳に**「アミロイドβ《ベータ》」**というたんぱく質が蓄積し、これが脳の神経細胞を破壊することが一因と考えられています。

コラム

疲労回復には、甘い物よりたんぱく質

疲れを感じたとき、チョコレートやケーキなどのスイーツがほしくなる人も多いのではないでしょうか。確かに、スイーツに多く含まれる糖質は体に吸収されやすく、素早く体や脳にエネルギーが届き、疲れが軽くなったように感じられます。

しかし、甘い物を食べると起こる、急激な血糖値の上昇にはご用心。血糖値が急上昇すると、インスリンというホルモンが大量に分泌《ぶんぴつ》され、血糖値が急降下します。血糖値の急上昇は覚《かく》醒《せい》作用のあるオレキシン（脳内ホルモンの一種）の分泌を抑制し、その結果、眠けを誘発します。また、血糖値の急降下は食事性低血圧とあいまって脳へブドウ糖が十分行き渡らず、眠けや集中力の低下、だるさなどにつながります。また、「疲れたときの甘い物」が習慣化すると、「血糖値スパイク」（血糖値の急上昇・急降下）を頻繁に起こし、さらなる疲労を招くことにもなりかねません。さらに、血糖値スパイクは糖尿病やその合併症のリスクを高める原因となります。

そこで、たんぱく質です。たんぱく質の摂取は、心の疲れにも体の疲れにも効果抜群なのです。

たんぱく質からつくられるアミノ酸のトリプトファンは、脳内伝達物質「セロトニン」の材料となります。セロトニンはストレスなどでバランスをくずした自律神経を安定させ、イライラを鎮めて、心の疲れをいやしてくれます（44ページ参照）。

肉体労働やスポーツなどで体が疲れたときも、たんぱく質が役立ちます。特に、BCAAと呼ばれるアミノ酸「バリン」「ロイシン」「イソロイシン」は、筋肉疲労の回復に効果が高いといわれています（100ページ参照）。

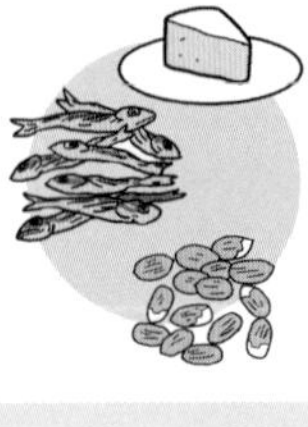

疲れには、低糖質でたんぱく質の豊富なチーズやナッツ、小魚などがおすすめです。

第4章

筋肉が増える!
体脂肪が減る!
体型が若返る! 病気が退く!
仕事がはかどる!
たんぱく質のすごい力

たんぱく質こそダイエット成功のカギ！不足すれば筋肉の新生が滞る→代謝が落ちる→太るの悪循環

ダイエットといえば「運動して消費カロリーを増やせばやせる」といわれます。確かに運動は重要ですが、その前にしっかり頭に入れておきたいのは、「基礎代謝量」という指標です。基礎代謝量とは、体温を一定に保ったり、肺や心臓を動かしたりするために最小限必要な、「じっとしていても消費されるエネルギー量」のことをいいます。これに体を動かしたりするために必要なエネルギーを足

日本人の基礎代謝量とエネルギー必要量

■基礎代謝量（キロカロリー／日）

	男性		女性	
	参照体重＊（キロ）	基礎代謝量	参照体重＊（キロ）	基礎代謝量
18～29歳	64.5	1,530	50.3	1,110
30～49歳	68.1	1,530	53.0	1,160
50～64歳	68.0	1,480	53.8	1,110
65～74歳	65.0	1,400	52.1	1,080
75歳以上	59.6	1,280	48.8	1,010

＊参照体重：その年齢の日本人の標準的な体重

■エネルギー必要量（キロカロリー／日）

身体活動レベル＊	男性			女性		
	Ⅰ	Ⅱ	Ⅲ	Ⅰ	Ⅱ	Ⅲ
18～29歳	2,300	2,650	3,050	1,700	2,000	2,300
30～49歳	2,300	2,700	3,050	1,750	2,050	2,350
50～64歳	2,200	2,600	2,950	1,650	1,950	2,250
65～74歳	2,050	2,400	2,750	1,550	1,850	2,100
75歳以上	1,800	2,100		1,400	1,650	

＊身体活動レベル：Ⅰ＝低い、Ⅱ＝ふつう、Ⅲ＝高い。くわしくは72ページ参照。

（厚生労働省「日本人の食事摂取基準（2020年版）」より）

筋肉はエネルギー消費量が多い*

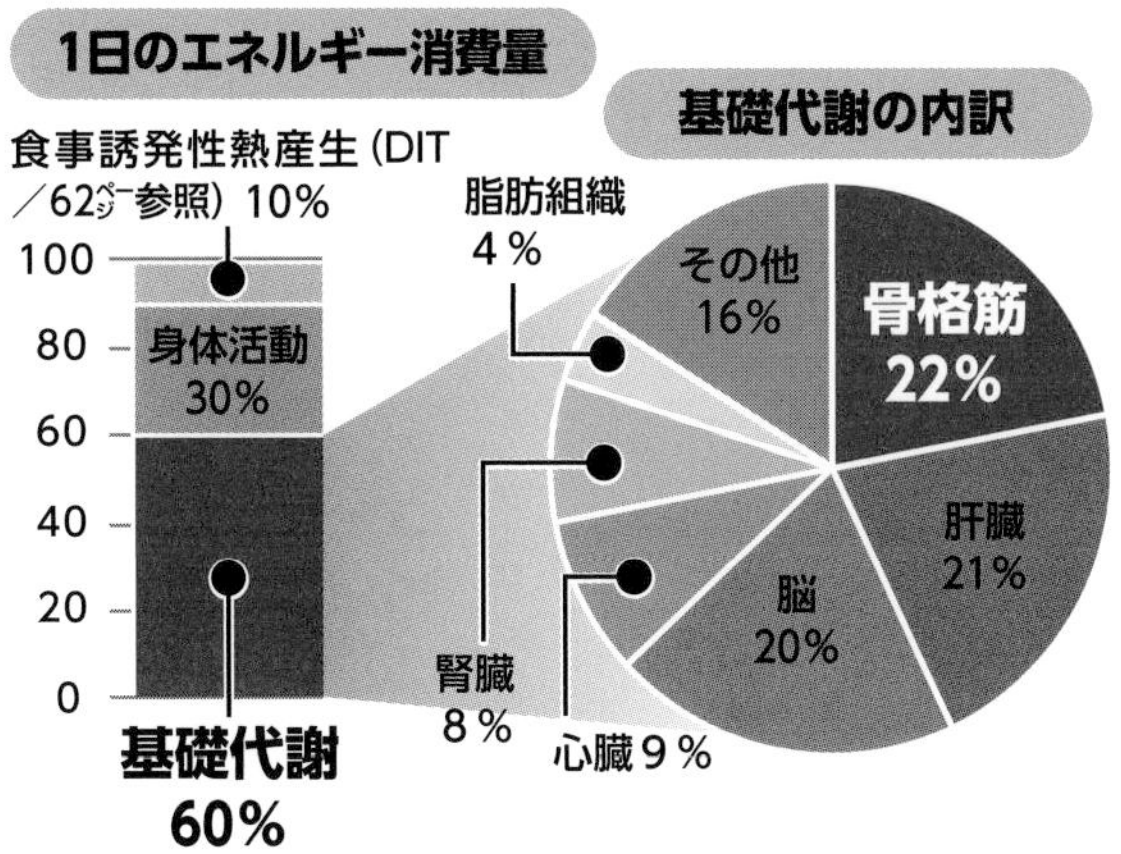

したものが**「エネルギー必要量」**となります（右ページの表参照）。「基礎代謝量」の表を見ると、例えば50歳男性で体重が68キロの人なら、じっとしていても基礎代謝量として1日に1480キロカロリーを消費することがわかります。しかし、これはあくまでも「標準」の話です。体重が同じ68キロでも、一般人よりアスリートのほうが基礎代謝量は多くなります。それは「筋肉量」が違うからです。左上の図を見てください。**まず、1日のエネルギー消費量に占める基礎代謝量の割合は約60%**と、意外に大きいことがわかります。さらに、基礎代謝量に占める体の各部位の内訳を見ると、脳、心臓、肝臓、腎臓《じんぞう》などの重要な臓器を抑えて、**骨格筋（手足など体を動かす筋肉）が22%**で第1位です。じっとしていても筋肉は大きなエネルギーを消費しているのです。

筋肉といえば、荷物を持ち上げたり走ったりするときに、力を出すために使うものとばかり思われています。確かに力を出すことは重要ですが、実は、筋肉にはほかにも重要な働きがあります。それは、**私たちの体の「熱」をつくること**です。

*厚生労働省（e-ヘルスネット）「身体活動とエネルギー代謝」「加齢とエネルギー代謝」より。

カゼを引いて熱が出たときでもなければ、ふだん自分の熱を意識することはありませんが、熱をつくる働きは、人間にとって非常に大切です。

人間は、寒い冬でも暑い夏でも、体温を一定に保つことができる恒温動物です。特に、深部体温（脳や内臓など体の中心部の温度）は、どんなときも、人体の細胞や組織がうまく働くことのできる温度である約37度に維持されています。深部体温が下がりすぎたり上がりすぎたりすると、体にはさまざまな不具合が生じます。例えば、冬山で遭難して深部体温が下がれば、低体温症から凍死の危険にさらされ、炎天下で激しい運動をして深部体温が上がれば、熱中症になる恐れがあります。

深部体温を一定に保つために体温を下げることを「熱放散」といい、主に汗をかくことで行われています。一方、体温を上げることを「熱産生」といい、これを担うのは主に筋肉です。

*体温が高い人ほど皮膚表面からの放熱量が大きく、**体温が1度上がるごとに基礎代謝量が13％上がる**とされています。例えば、40歳で体重53キロの女性の平均的な基礎代謝量は1160キロカロリーですが、体温が1度上がると、13％アップで1310キロカロリー、その差は150キロカロリーにもなり、ジョギング15〜20分の消費エネルギーに相当します。最近は平熱の低い人が増えているといわれていますが、筋肉を増やして、熱産生能力を上げ

＊ 厚生労働省『食生活改善指導担当者テキスト』「V 運動の基礎科学 運動と健康のかかわり」より。

れば、体温も上がります。そうすれば、おのずと基礎代謝量も増えるのです。

「運動してもダイエット効果が上がらず、すぐ太る」という人は、筋肉量が少なく、代謝が落ちていることに原因があるのかもしれません。一般に年を取るに従って筋肉量は減少し、それに伴って基礎代謝量も減少します（グラフ参照）。男性より筋肉量の少ない女性は基礎代謝量も少ない傾向があります。反対に、筋肉量を増やすことができれば熱産生能力が上がり、基礎代謝量がアップし、太りにくい体になることが期待できます。

しかし、いくら運動しても、筋肉の材料であるたんぱく質が不足していては筋肉の新生が滞って筋肉量が増えず、代謝が落ち、運動の効果が上がらずにかえって太る恐れがあります。そこでまたたんぱく質不足のまま運動してもダイエットの効果が出ない、という悪循環に陥ってしまいます。

では、ダイエットを成功させるにはどうすればいいでしょうか。運動は消費カロリーを増やすためというよりも、筋肉量を維持・増強するために行うものと考え、「積極的にたんぱく質をとること」こそが、ダイエット成功のカギといえるでしょう。

加齢による基礎代謝量の変化

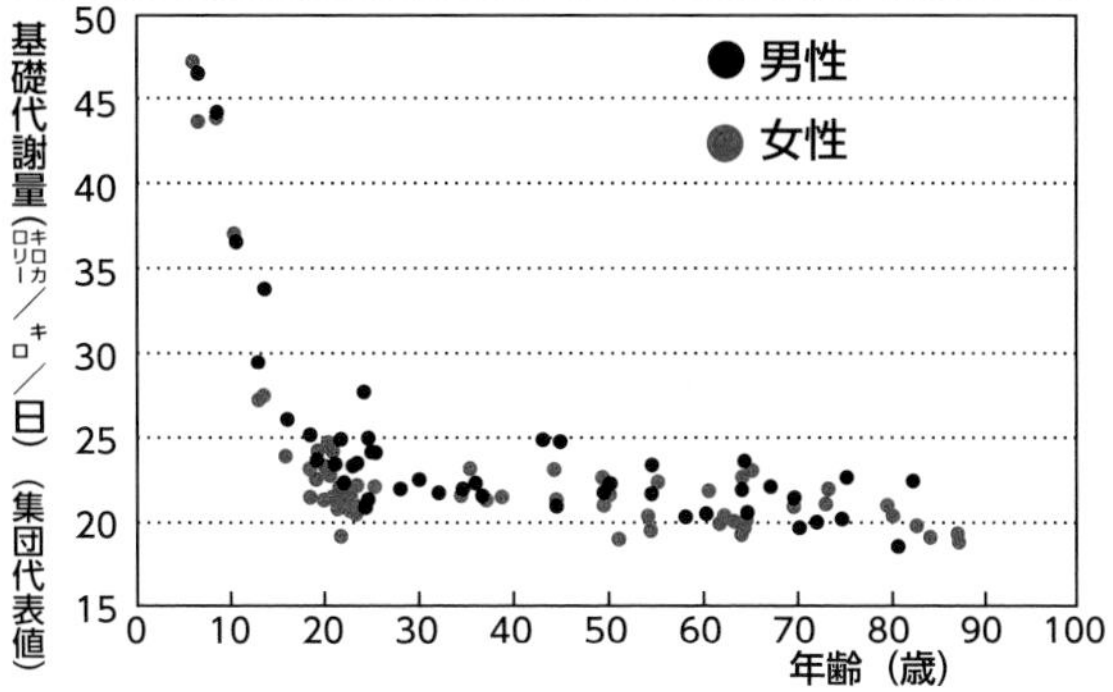

（厚生労働省「日本人の食事摂取基準（2020年版）」より）

やせるために一番必要な栄養はたんぱく質。食事で少ないと満足感が得られず食べすぎを招く恐れ大

食事量を減らしたらイライラして落ち着かず、我慢できずについ食べすぎて太ってしまったというダイエット失敗談はよくあります。それは、食事にたんぱく質が足りなかったのかもしれません。食べすぎを防ぐには、満腹感を長続きさせて、食事の満足感をアップするのがコツです。そのためには、たんぱく質が役立ちます。糖質に比べて分解・吸収に時間がかかるたんぱく質は、満腹感が持続しやすいからです。

また、食べた物が小腸や大腸に達すると、栄養素に応じて食欲を抑制するホルモン（たんぱく質にＰＹＹ、糖質およびたんぱく質にＧＬＰ－１、脂質にＣＣＫ）が分泌《ぶんぴつ》されます。少なくとも20～30分以上の時間をかけて食事をすれば、食べ物が腸に達して食欲抑制ホルモンが分泌され、食べすぎを防げます。

さらに、*よくかんで食べることで、食欲抑制ホルモン（ＰＹＹとＧＬＰ－１）の分泌が促進されるという報告もあります。たんぱく質がたっぷり含まれた食品を、よくかんでゆっくり楽しめば、腹八分目でも十分満足感が得られるでしょう。

＊ Saito M, Hattori Y, Eto M. Thorough chewing stimulates postprandial increases of plasma GLP-1 and peptide YY in obese subjects. Diabetologia(Suppl.1): S13-S14, 2011.

たんぱく質が不足すれば運動しても筋肉は減る一方！
中年太りが進み、やせてもリバウンドするばかり

若いうちは少々食べすぎても運動すれば太ることはなかったのに、中年になって太りやすくなったと感じる人は多いのではないでしょうか。こうした**「中年太り」の原因は、一般に、年を取るにつれて筋肉量が減少して基礎代謝量が低下するため**です。

中年太りが気になりだしたら、筋肉の材料となるたんぱく質が不足しないよう運動とたんぱく質摂取をセットで考えることが重要です。運動すると、糖質や脂質だけでなく筋肉もエネルギーとして利用されるために筋肉の分解が進みます。このときたんぱく質が不足していると筋肉が新しくつくられず「運動しているのに筋肉が減る」という悲しい結果につながりかねません。また、たんぱく質不足では食事の満足感を得にくく、空腹を感じやすくなるため、リバウンドを招く恐れもあります（右ページ参照）。

さらに、年を取ると、若いころと同じ量のたんぱく質をとっても、そこから筋肉を合成する反応が低下するという問題があります。これを**「たんぱく質の同化抵抗性」**といいます。**中高年こそ、意識してたんぱく質をたっぷりとる必要がある**のです。

今の食事をベースに糖質・脂質を減らしてたんぱく質を増やせば血糖上昇が防げて体脂肪を減らす効果大

エネルギー源となる3大栄養素のうち脂質は1グラム当たり9キロカロリーです。1グラム当たり4キロカロリーのエネルギーとなる糖質やたんぱく質に比べると2倍以上のカロリーがあり、脂質の多い食事は、少量でもカロリーオーバーになりがちです。

一方、糖質の場合はどうでしょう。問題となるのは血糖値です。血糖値といえば糖尿病とのかかわりで話題になることが多いですが、ダイエットとも無関係ではなく、高すぎても低すぎてもよくありません。

糖質は吸収が早く、食後に血糖値を素早く上昇させます。血糖値が上がると、すい臓からインスリンというホルモンが分泌《ぶんぴつ》されます。糖質をとりすぎて余分があれば、インスリンは血糖値を下げるさいに血液中のブドウ糖を体脂肪として脂肪細胞に蓄えてしまうのです。

かといって、やせたいと思うあまり、いわゆる「食べないダイエット」をすると、空腹が続いて低血糖となります。私たちの体には血液中のブドウ糖の量を一定に保とうとする働きがあるため、血糖値が下がりすぎると、これを上昇させようとするホルモンが分泌されます。

血糖値上昇ホルモンはいくつかありますが、そのうちコルチゾールなどは、筋肉を分解することで糖をつくり出して血糖値を上げるため、筋肉を減らしてしまいます。このタイミングでたんぱく質が十分に補給されないと、筋肉は減ったままです。**「食べないダイエット」の落とし穴はここにあり、筋肉量減少とともに基礎代謝量も落ちて、やせにくい体質になってしまう**のです。また、空腹が我慢できずに糖質の多い食品をとってしまった場合は、血糖値が急上昇し、これに対応するためインスリンが過剰に分泌されて、ブドウ糖が体脂肪として蓄えられ、簡単に太る結果になります。

では、たんぱく質はどうでしょうか。たんぱく質は糖質と同じ1《グラム》当たり4《キロカロリー》のエネルギー源となりますが、**吸収されても血糖値を上げることはありません**。また、エネルギーとして使われなかった分のほとんどは尿として排出されるため、**体脂肪になりにくい**という特徴もあります。

したがって、**体脂肪を減らしたければ、今の食事をベースに、①糖質・脂質の摂取を減らすこと、②必要なエネルギー摂取量を維持しながら、たんぱく質多めの食事にシフトすること**。この2点を心がければ、大きなダイエット効果が期待できます。

たんぱく質をとると約30％が食後の熱産生（DIT）に使われるため、1日3食とるのが重要。食事抜きはNG！

食後しばらくすると吸収された栄養素が分解され、その一部が体の熱として代謝・消費されます。これを食事誘発性熱産生（DIT＝Diet Induced Thermogenesis）といい、食後に体が温まるのはこのためです。DITが1日のエネルギー消費量に占める割合は約10％（55ﾍﾟｰｼﾞ図参照）ですが、これは糖質・脂質も含めた食事全体の数字です。栄養素別に見ると、上の表のように、たんぱく質は糖質・脂質に比べて熱として消費される割合が高く、食べた分の約30％が熱として消費されます。

DIT[*1]は午後や夜間よりも午前の食後のほうが高く、朝食を抜くとDITが下がるといわれています。また、[*2]一般的な朝型生活と夕食を遅くにとるような夜型生活では、同じ摂取エネルギー量でも夜型ではDITが低く、1日のエネルギー消費量が減るという報告もあります。朝食を抜かずに1日3食でたんぱく質をたっぷりとること、朝型の生活をすることが、エネルギー代謝のいい体をつくるコツといえます。

栄養素別 DIT

糖質	約6％
脂質	約4％
たんぱく質	約 **30**％

（摂取エネルギーに対する割合）

*1 竹久文之，遠藤一（1998）「食事誘発性熱産生は摂食の時間帯に影響される」生活科学研究所研究報告 30，35–8.　*2 関野由香，柏絵理子，中村丁次（2010）「食事時刻の変化が若年女子の食事誘発性熱産生に及ぼす影響」日本栄養・食糧学会誌 63-3，101–10.

たんぱく質と運動で筋肉を増やせば、何歳になってもメリハリのあるスタイル抜群の美体型をめざせる

「きれいなボディラインになりたい」と思ったら、**積極的にたんぱく質をとり、運動をして筋肉を増やす**ことです。「筋肉を増やす」というと、ボディビルダーのようなマッチョ体型を想像して敬遠してしまうかもしれませんが、そうではありません。

脂肪1キロと筋肉1キロでは、その体積はどれくらい違うでしょうか。筋肉のほうが比重が大きい（同じ体積ならより重い）ため、**脂肪1キロが約1・1リットルなのに対して、筋肉は同じ1キロでも約0・9リットルと、約20％も小さい**のです。これをボディラインに当てはめれば、同じ体重でも筋肉質の人のほうが、ずっと引き締まってやせて見えるということがわかります。体脂肪を減らして筋肉を増やす、つまり、**「脂肪を筋肉に置き換える」と、同じ体重でもスッキリと美しいスタイルになれる**のです。

また、体にむくみがあると実際より太って見えるものですが、「第2の心臓」といわれるふくらはぎに筋肉をつけると、末端の血液がスムーズに心臓に戻るようになって血流がよくなり、むくみを予防して体をスッキリ見せる効果もあります。

骨・軟骨・靭帯・筋肉をつくるたんぱく質はロコモ・サルコペニアを防ぎ「生涯二足歩行」を叶える重要栄養

近年、「ロコモ*（運動器の機能が低下した状態）」「サルコペニア（加齢により筋力・身体能力の低下した状態）」といった言葉をよく耳にします。いずれも「フレイル」という心身虚弱状態の原因となるものです。フレイルは要介護状態の前段階とされ、身体機能や認知機能、社会生活を営むための活力が低下した状態のことをいいます。

要支援・要介護になる原因のトップは、ロコモを含む「運動器の障害」です（グラフ参照）。骨・軟骨・靭帯《じんたい》・筋肉など、体の運動にかかわる運動器に障害が起こると、体を動かしにくくなり、外出もおっくうになって引きこもりがちになります。すると、どんどん筋肉が衰え、フレイルから要支援・要介護の状態に陥ってしまうのです。運動器を健全に保つことがいかに大切かがわかります。

今は自覚がなくても、加齢により活動量が減少すると食

要支援・要介護の原因

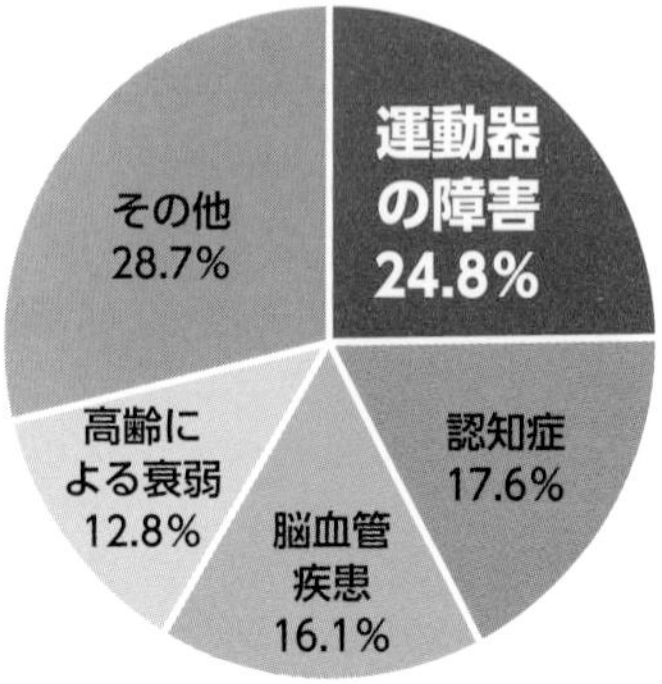

（日本整形外科学会「ロコモ ONLINE」より）

＊ ロコモティブシンドローム（locomotive syndrome）の略。運動器症候群ともいう。

事量が減り、それとともにたんぱく質の摂取量が減りがちです。たんぱく質が不足すると知らず知らずのうちに筋肉がやせて、サルコペニアになる危険性があります。

サルコペニアの診断には医師による問診や筋力テストなどが必要ですが、左上に示したセルフチェックでだいたいの危険度がわかるので、試してみてください。

サルコペニアの危険度セルフチェック

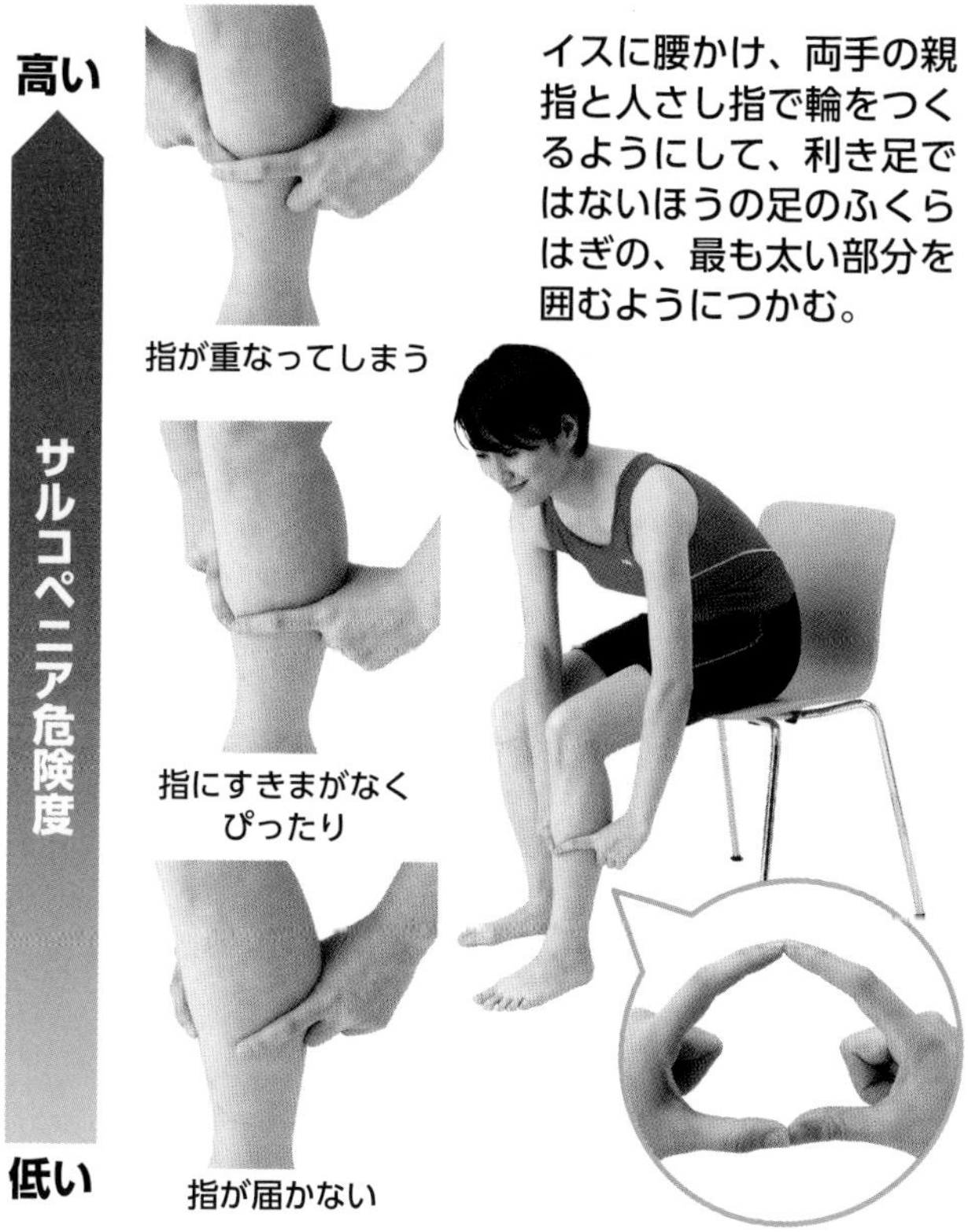

指が重なってしまう
指にすきまがなく
ぴったり
指が届かない
イスに腰かけ、両手の親指と人さし指で輪をつくるようにして、利き足ではないほうの足のふくらはぎの、最も太い部分を囲むようにつかむ。

セルフチェックの結果、たとえ危険度が高くても、がっかりすることはありません。今からでも間に合います。何歳になっても、筋肉は大きく強くすることができるからです。生涯にわたって自分の足で歩き、行きたいところに行き、いきいきと暮らすためにも、たんぱく質を積極的に取り入れ、適度な運動を心がけましょう。

ケガや関節痛のリハビリにもたんぱく質は重要！　骨折・捻挫・ひざ痛・脊柱管狭窄症のときこそ摂取を意識

実は、特定のたんぱく質にケガや関節痛の治療効果があるという根拠はありません。関節痛対策としてたんぱく質の一種であるグルコサミンやコラーゲンを含むサプリメントが市販されていますが、効果について科学的根拠が十分とはいえません。

傷ついたたんぱく質を分解して新しく合成し、再生するしくみは、誰にでも備わっています。ただ、年齢や体質によってその速さは異なり、大人に比べて子供のケガの治りが速いのは、新陳代謝が盛んで傷ついた組織が修復される速度も速いからです。

したがって、骨折、捻挫《ねんざ》、ひざ痛などのリハビリ期間には、たんぱく質の代謝を盛んにし、回復を早めるため、たんぱく質不足にならないよう意識することが重要です。

また、中高年に急増し問題視されている**腰部脊柱管狭窄症《せきちゅうかんきょうさく》**の発生にもたんぱく質の摂取不足が関与しているとの指摘もあります。たんぱく質が不足すると背骨を構成する骨や軟骨からコラーゲンが抜け、もろく変形しやすくなります。すると背骨の神経の通り道である脊柱管が狭窄して神経が障害され、**坐骨《ざこつ》神経痛**を引き起こすのです。

肌の張りを保ちシミ・シワを防ぎたい！美しい髪質や爪を保ちたい！なら高級化粧品よりたんぱく質

「美肌づくりにコラーゲンがいい」といわれますが、例えばサプリメントとして摂取しても、ほかのたんぱく質と同様、アミノ酸に分解されてから再びたんぱく質に合成されるため、肌に効くとはかぎりません。コラーゲン配合の化粧品なども肌の深いところに直接届くわけではなく、あくまでも表面の保湿効果が目的です。

肌はコラーゲン、髪・爪はケラチンなどのたんぱく質でできているので、確かに、たんぱく質不足では美しくつやのある肌や爪、豊かな髪をめざすことはできません。しかし、一般の食品から必要なたんぱく質が十分にとれていれば、コラーゲンやケラチンが不足することはまずありません。特定のたんぱく質にこだわらず、さまざまな食品からたんぱく質をたっぷりとれば、健康的な美しさにつながります。

ただ、たんぱく質だけが美の源泉ではありません。コラーゲンをつくるにはビタミンCが、ケラチンの合成には亜鉛が必要です。ビタミンやミネラルなどほかの栄養素も過不足のないようにして、バランスのいい食事を心がけましょう。

できるビジネスパーソンほどメンタルを整えパフォーマンスを高めるたんぱく質を意識して摂取している

世界で活躍するビジネスパーソンの間では「ウェルネス」*という考え方が常識となりつつあります。「体の健康、心の健康、環境の健康、社会の健康を基盤として、豊かな人生を実現すること」といった意味ですが、意識してたんぱく質を取り入れ、心身の健康を維持することは、ウェルネスを実践するための基本となります。

ビジネスシーンで最大の能力を発揮するには、心身を常に最善の状態に整えておく必要があります。大事なプレゼンで緊張していいたいことがうまく伝えられなかった、部下のちょっとしたミスに冷静に対処できない、休んでも疲れが抜けず週明けから体が重い、といったことが続けば、仕事もスムーズに進みません。

食事は毎日欠かせないうえ、365日休みなく続きます。時間がないからとランチを抜いたり、おにぎり1個で残業したりしていては、最高のパフォーマンスを発揮することはできません。忙しい人ほど、食事の充実を意識すべきです。中でもたんぱく

＊ Dunn, H.L. (1961). High-Level Wellness. Arlington, VA: Beatty Press.

質は、ビジネスパーソンにとって特に大切な栄養素です。

まず、ストレスに対してタフであるためには、たんぱく質を十分にとり、自律神経（意志とは無関係に心身の働きを支配する神経）の働きを安定させることが必要です。また、セロトニン、ドーパミン、ノルアドレナリンといった脳内の神経伝達物質のバランスを整えることで、緊張する場面でも落ち着いて集中力を持続させ、自分の持つ能力を最大限に発揮することができるようになります（44ページ参照）。

ここぞというときにカゼなどでダウンすることのないよう、病原体に対する抗体をつくり、免疫をうまく働かせるためにも、たんぱく質が必要です（49ページ参照）。さらに、長く働きつづけキャリアを積み重ねていくには、生活習慣病の予防も大切です。血管を強くして動脈硬化や高血圧を防いだり、インスリンなどのホルモンを働かせて糖尿病を回避したりするにもたんぱく質が役立ちます。

昼間のビジネスのパフォーマンスを上げるには、夜、質の高い睡眠を取ることも重要です。よく眠り、しっかりと心身を休めるためにも、たんぱく質が一役買っています。たんぱく質からつくられる必須《ひっす》アミノ酸（94、104ページ参照）の一つトリプトファンには、セロトニンやコルチゾールなどのホルモン、メラトニンという物質をつくり、生体のリズム調節機能を整えて、睡眠の質を高める働きがあります。

コラム

子供の成長に最も重要な栄養素も、たんぱく質

子供の成長期は、何十年にもわたって生きていくための体をつくり上げる大切な時期です。

体を大きく成長させる「成長ホルモン」をはじめ、筋肉や骨などの体の構造をつくるのはもちろん、脳、心の成長にもたんぱく質が必要です。また、病気にならないよう抵抗力をつけたり、睡眠などの生活リズムを整えたりと、あらゆる面で、成長期の子供にとって、たんぱく質は重要な働きをする栄養素です。

そのため、厚生労働省の「日本人の食事摂取基準（2020年版）」では、18歳未満のたんぱく質の摂取基準は、年齢が上がるにつれてしだいに増えていくように設定されています。

ところが、文部科学省「全国学力・学習状況調査」（平成30年度）によると、「朝食を食べないことがある」という子供は小学校6年生で15.2%、中学校3年生では20.2%にも上ります。

夜眠っている間もたんぱく質の分解は進んでいます。朝食でたんぱく質を補わないと、新たな合成に必要なたんぱく質が足りなくなります。毎日朝食を食べる子供ほど学力調査の平均正答率が高く、体力評価も高い傾向があることを考えると、朝食の欠食、とりわけたんぱく質不足は、子供の成長に悪影響を及ぼすと考えられます。もちろん朝食だけではなく、成長ホルモンの分泌は睡眠中に活発になるので、昼食、夕食でもたんぱく質をたっぷりとるようにしましょう。

子供とともに保護者もたんぱく質の重要性を認識し、積極的に食事に取り入れるよう心がけることが大切です。

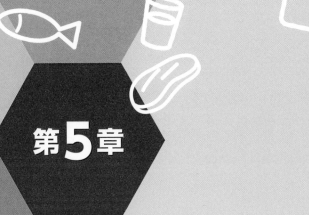

第5章

最新研究から伝授!
いつ、どこで、どの食品から、
どれだけとる?
たんぱく質の最高のとり方
「5W1H」

Who?
誰がとる?

成人・シニア・子供・男性・女性…活動量別に 自分がとるべきたんぱく質の目標量がわかる一覧表

たんぱく質の1日の必要量は性別や年齢、活動量によって異なります。厚生労働省「日本人の食事摂取基準（2020年版）」をもとに自分に必要な量を知る方法には、①「推奨量」を目安にする（33ページ参照）、②1日に必要な総エネルギー量から計算する（38ページ参照）、③身体活動レベル別の目標量を見る、といった方法があります。

①は多くの人の平均値で年齢や身体活動レベルが考慮されていない、②は計算が煩《はん》雑《ざつ》になることから、ここでは③の表を示します。**自分の性別・年齢・身体活動レベル別にたんぱく質の1日の目標量がグラムで示されていて、ひと目で把握できます。**

身体活動レベルの内容は、次のとおりです。

Ⅰ（低い）……生活の大部分が座位で、静的な活動が中心の場合

Ⅱ（ふつう）……座位中心の仕事だが、職場内での移動や立位での作業・接客等、通勤・買い物での歩行、家事、軽いスポーツ、のいずれかを含む場合

Ⅲ（高い）……移動や立位の多い仕事への従事者、あるいは、スポーツ等余暇にお

ける活発な運動習慣を持っている場合

目標量は「良好な栄養状態を維持するのに十分な量」ですが、性別・年齢・身体活動レベルが同じでも、筋肉量の多い人は少ない人より多くのたんぱく質が必要です。実際に自分に当てはめる場合は、目標量の範囲で柔軟に考えるのがいいでしょう。

なお、慢性腎臓《じんぞう》病ではたんぱく質の摂取量を制限されたり、炎症性腸疾患《しっかん》などでは高たんぱく食が必要だったりすることがあります。そのような場合は、医師から指示された摂取量を守るようにしてください。

身体活動レベル別 1日のたんぱく質目標量（グラム／日）

■男性

身体活動レベル	I	II	III
1～2歳	－	31～48	－
3～5歳	－	42～65	－
6～7歳	44～68	49～75	55～85
8～9歳	52～80	60～93	67～103
10～11歳	63～98	72～110	80～123
12～14歳	75～115	85～130	94～145
15～17歳	81～125	91～140	102～158
18～29歳	75～115	86～133	99～153
30～49歳	75～115	88～135	99～153
50～64歳	77～110	91～130	103～148
65～74歳	77～103	90～120	103～138
75歳以上	68～90	79～105	－

■女性

身体活動レベル	I	II	III
1～2歳	－	29～45	－
3～5歳	－	39～60	－
6～7歳	41～63	46～70	52～80
8～9歳	47～73	55～85	62～95
10～11歳	60～93	68～105	76～118
12～14歳	68～105	78～120	86～133
15～17歳	67～103	75～115	83～128
18～29歳	57～88	65～100	75～115
30～49歳	57～88	67～103	76～118
50～64歳	58～83	68～98	79～113
65～74歳	58～78	69～93	79～105
75歳以上	53～70	62～83	－

（いずれも非妊婦・非授乳婦）

（厚生労働省「日本人の食事摂取基準（2020年版）」より）

Who?
誰がとる?

筋トレ・有酸素運動をする人、運動しない人、シニア、リハビリ中など、自分に必要なたんぱく質量計算法

運動習慣があまりない人でも、筋肉量の多い人と少ない人では、必要とするたんぱく質の量が異なります。日常的によく運動をする人はたんぱく質がたくさん必要ですが、瞬間的な筋力を必要とする筋トレ（無酸素運動*）をする人と、長距離走など持久系の運動（有酸素運動*）をする人とでも、必要量が異なります。

ここでは、運動量や運動の種類などのケース別に、体重からたんぱく質の必要量の目安を計算する方法を見てみましょう。**筋トレで筋肉を増大させたいときは、1日に体重1キロ当たり1・4～1・7グラムのたんぱく質をとると大きな効果が得られるといわれています。**一方、日常的に長距離走などの持久系の**有酸素運動をしている人は、1日に体重1キロ当たり1・2～1・4グラムのたんぱく質をとるといい**とされています。

また、ケガで運動できないときは、体重を増やさないよう摂取カロリーを70～80%に減らす一方、筋肉がやせるのを防ぐため、たんぱく質摂取量は減らさないようにします。

＊ 無酸素運動＝筋肉にため込まれた糖をエネルギー源として行う運動。短時間で筋肉に強い負荷がかかる筋トレ、短距離走など。有酸素運動＝軽～中程度の負荷で持続的に酸素を取り込みながら脂肪を燃焼させる運動。ジョギング、ウォーキング、水泳など。

ケース別・体重によるたんぱく質必要量の目安

軽度の運動をしている人

体重 ［　　］キロ × 0.8～1.1グラム ＝ 1日のたんぱく質必要量目安 ［　　］グラム

中強度の運動をしている人

体重 ［　　］キロ × 1.2～1.4グラム ＝ 1日のたんぱく質必要量目安 ［　　］グラム

高強度の運動をしている人

体重 ［　　］キロ × 1.6～1.7グラム ＝ 1日のたんぱく質必要量目安 ［　　］グラム

長距離走など持久系の運動（有酸素運動）をしている人

体重 ［　　］キロ × 1.2～1.4グラム ＝ 1日のたんぱく質必要量目安 ［　　］グラム

筋トレ（無酸素運動）をしている人

体重 ［　　］キロ × 1.4～1.7グラム ＝ 1日のたんぱく質必要量目安 ［　　］グラム

ケガでリハビリ中の人

体重を増やさないよう摂取カロリーを 70 ～ 80%に減らす一方、
筋肉がやせるのを防ぐため、たんぱく質摂取量は減らさない。

高齢者（65 歳以上・腎臓に病気がない場合）

体重 ［　　］キロ × 1.0～1.25グラム ＝ 1日のたんぱく質必要量目安 ［　　］グラム

＊ 厚生労働省「日本人の食事摂取基準（2020年版）」、樋口満編著『新版コンディショニングのスポーツ栄養学』、樋口満著『スポーツする人の栄養・食事学』を参考に作成。

Who?
誰がとる?

慢性腎臓病でたんぱく質の摂取を制限されている人は要注意！健康な人は積極的にとって大丈夫

腎臓《じんぞう》は血液中の老廃物をろ過して尿として排泄《はいせつ》したり、体内の水分量、ミネラルバランス、酸とアルカリのバランスを調節したり、血液を増やすホルモンや血圧調整ホルモンをつくったりと、重要な役割を担っています。慢性腎臓病（CKD）はこのような腎臓の機能が低下していく病気です。初期段階では自覚症状はほとんどありませんが、治療せずに放置すれば腎機能が徐々に低下していき、やがて頻尿や多尿、むくみ、倦怠《けんたい》感、息切れといった症状が現れ、病状が進行して末期腎不全になると、腎臓が本来の役割を果たせなくなり、人工透析や腎臓移植が必要になります。

病気の進行を食い止め、少しでも腎機能を維持し、生活の質を低下させないためには、早期発見・早期治療が大切です。治療は、原疾患《しっかん》（腎臓病のもとになった病気。糖尿病・高血圧・脂質異常症など）の治療を進めながら、医師の指示に基づき生活習慣の改善、運動療法、薬物療法、食事療法を行います。

このうち、慢性腎臓病の食事療法では、摂取カロリー、塩分、カリウムなどの制限

ともに、病状が進行するとたんぱく質の制限が指導されます。腎機能が低下すると、たんぱく質が代謝されるさいにできる老廃物を排出しきれずに体内にたまり、尿毒症*になったり、腎臓に負担がかかって腎機能がさらに低下したりする恐れがあるためです。日本腎臓学会では、腎臓に対する負担を減らし、病状の進行を抑えるために、たんぱく質の摂取量を制限することを推奨しています（くわしくは79ページ参照）。

このように、腎臓病の食事療法にたんぱく質の制限があるためか、「健康な人でもたんぱく質のとりすぎは腎臓によくないのでは」などといわれることがあります。たんぱく質を多めにとって筋トレをしている人などは、健康診断でクレアチニン値が高く出て、腎機能低下が疑われることがあります。ただ、筋肉量の多い人はクレアチニン値が高く出る傾向があり、正確な腎機能の状態は、筋肉量や運動の影響を受けない**シスタチンC**という検査の値などを調べなければわかりません。

厚生労働省「日本人の食事摂取基準（2020年版）」でも、とりすぎによって腎機能が低下するかどうかについては科学的根拠が十分にないとして、**たんぱく質に耐容上限量（健康障害をもたらすリスクがないと見なされる習慣的な摂取量の上限）は設定されませんでした。**これらのことから、健康な人の場合は、日常的に極端にとりすぎないかぎりあまり心配する必要はないと考えられます。

* けいれん、意識障害、動悸、心不全、息切れ、呼吸困難、吐きけ・嘔吐、視力障害、貧血、かゆみ、むくみ、倦怠感など、全身にさまざまな症状が現れる。

慢性腎臓病の患者さんの食事療法では、腎機能の低下を防ぎながら必要な栄養量はなるべく確保するという、難しいバランスが必要なのです。

たんぱく質は生命維持のために特に重要な栄養素です。たんぱく質量の制限と、できるかぎりの充足を両立するには、いろいろな工夫が必要です。

例えば、同じたんぱく質でもアミノ酸スコア（94ページ参照）が高い肉・魚・卵など動物性の食品、大豆などからとり、アミノ酸スコアが低い米やパンはたんぱく質を少なく加工した治療用特殊食品を利用するなどして、摂取可能な量の中でたんぱく質の「質」を高めていく必要があります。

慢性腎臓病の食事療法の目標（抜粋）（1日当たり）

重症度	たんぱく質	塩分		摂取エネルギー
G1	過剰に摂取しない（目安は標準体重*1キロ当たり 1.3グラムを超えないこと）（ただしサルコペニアを合併した場合は 1.5グラム）	制限 6グラム未満 3グラム以上	高血圧やむくみがなければ 男性 7.5グラム未満 女性 6.5グラム未満	標準体重× 25 ～ 35 キロカロリー
G2				
G3a	制限 0.8 ～ 1.0グラム（標準体重 1キロ当たり）（ただしサルコペニアを合併した場合は 1.0）			
G3b	制限 0.6 ～ 0.8グラム（標準体重 1キロ当たり）（ただしサルコペニアを合併した場合は 0.8グラム）		強いむくみがある場合は 5グラム未満 3グラム以上	
G4				
G5				

＊ 標準体重＝身長（メートル）×身長（メートル）× 22。身長 160センチの場合：1.6 × 1.6 × 22 ＝ 56.32キロ

（日本腎臓学会『慢性腎臓病に対する食事療法基準 2014』）

コラム

腎機能に障害がある人の食事療法

慢性腎臓《じんぞう》病（CKD）の治療は、生活習慣の改善、運動療法、薬物療法、食事療法が柱となりますが、そのうち大きなウエイトを占めるのが食事療法です。塩分、たんぱく質、カリウム、リン、水分などについて、重症度別に目標となる摂取量が決められています。

慢性腎臓病の重症度はGFR（糸球体ろ過量）という指標で、軽いほうからG1・G2・G3a・G3b・G4・G5という6段階に分けられています。

右ページの表のように、G1・G2では、たんぱく質は「過剰に摂取しない」とされ、1日に標準体重1キロ当たり1.3グラムを超えないことが「目安」とされています。G3aではこれが0.8～1.0グラムに「制限」され、少し厳しくなりますが、身体活動レベルが「ふつう」の人の0.9グラムと大きな差はありません。

ところが、G3b・G4・G5になると、1日に標準体重1キロ当たり0.6～0.8グラムに制限されるようになります。体重60キロの人であれば、1日に36～48グラムまでのたんぱく質しかとることができません。例えば木綿豆腐1丁に含まれるたんぱく質が約20グラム、サケ1切れでは約18グラムであることを考えると、かなり厳しい制限です。

日本腎臓学会は「CKD診療ガイドライン2018」で、慢性腎臓病の進行を抑えるために、たんぱく質の摂取量を制限することを推奨しています。

しかし同時に、たんぱく質の摂取制限を厳しくしすぎると、特に高齢者は低栄養状態に陥る危険性もあり、サルコペニア、フレイルを予防し生活の質を維持するためにも、腎臓病専門の医療チームが、個々の患者さんの状態に合わせた栄養指導をすることが望ましいとも指摘しています。

When?
いつとる?

朝にたんぱく質をとると太りにくい！「朝食抜き」はNG！さもないと食後の熱産生が減り筋肉が減少！

1日3食のうち、通常、食事と食事の間隔が最もあくのは、睡眠を挟む夕食と朝食の間です。体内のたんぱく質は休みなく分解・合成をくり返していますが、睡眠中は食事をしないため分解のほうが優勢になり、筋肉の分解も進みます。朝食でたんぱく質を補給すれば、筋肉の分解を抑え、合成に転じることができます。

たんぱく質は糖質・脂質に比べて熱として消費されやすく、食事誘発性熱産生（DIT。62ページ参照）が高いため、**朝食できちんとたんぱく質をとるとエネルギー代謝がよくなり、太りにくくなります。**つまり、筋肉量を増やし、基礎代謝量を上げて太りにくい体質になるには、朝食でしっかりたんぱく質を補給することが重要なのです。

また、たんぱく質の摂取は1食だけでは不足で、*****3食のうち1食でも必要量を満たさないと、筋肉量の減少につながるリスクがある**ことがわかっています。ところが現実はどうでしょうか。朝食・昼食は軽めにすませ、夕食に偏ってたんぱく質をとる人が多いのです。

＊ Yasuda J. *et al. Association of Protein Intake in Three Meals with Muscle Mass in Healthy Young Subjects*: A Cross-Sectional Study. Nutrients. 2019; 11(3): 612.

1食当たりのたんぱく質摂取量が 20《グラム》未満の人の割合

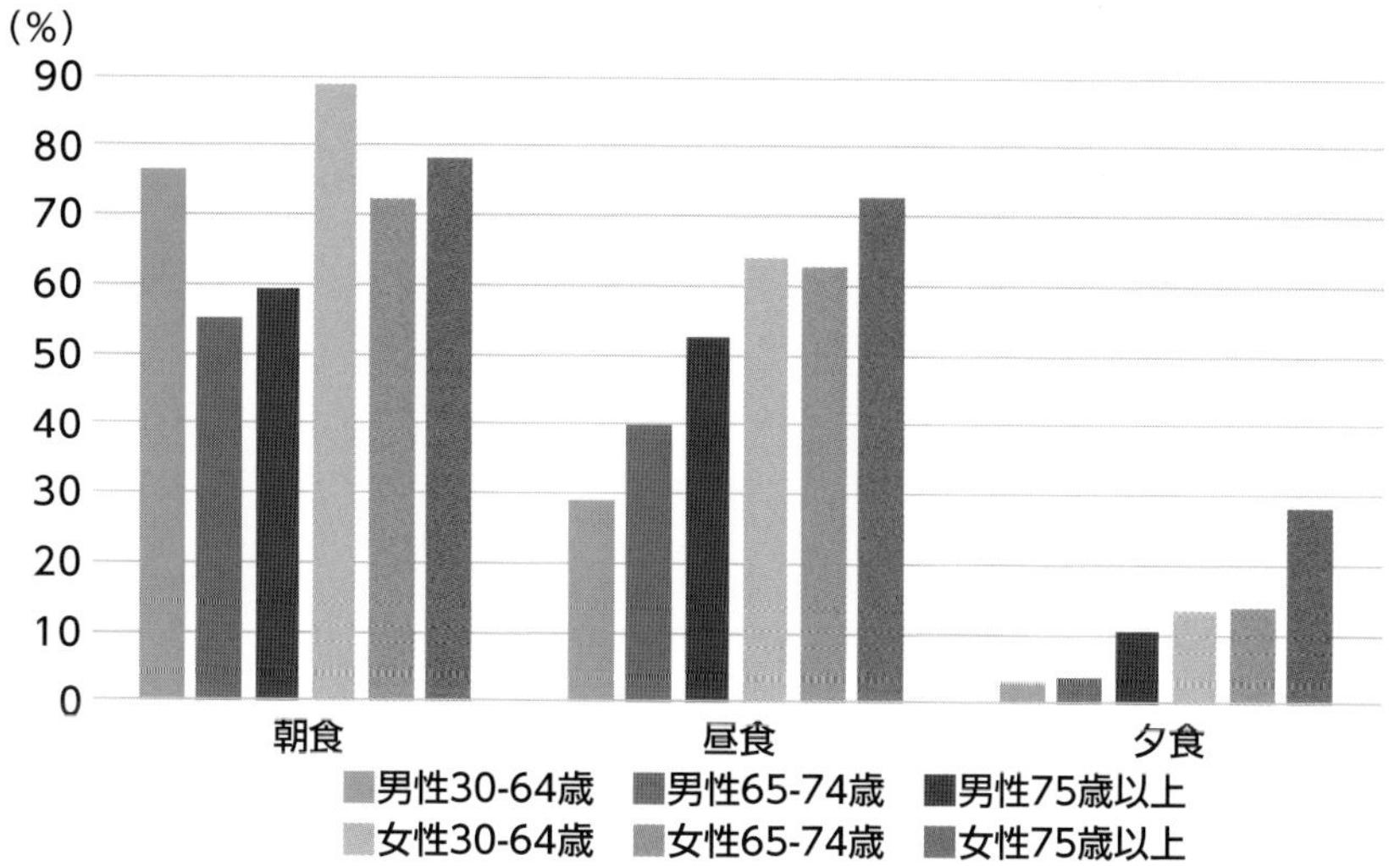

日本人の30歳以上の男女を対象にした調査で[*]は、1食当たりのたんぱく質摂取量が少ない(20《グラム》未満しかとっていない人の割合が高い)のは、性別や年齢に関係なく朝食、次いで昼食です(グラフ参照)。「日本人の朝食には、たんぱく質が足りない」のです。

夕食で肉や魚などたんぱく質たっぷりの食事をしていると不足に気づきにくいかもしれませんが、日本人のたんぱく質不足傾向(32《ページ》参照)も、朝食のたんぱく質不足が影響していると考えられます。

ダイエットのためにも、サルコペニアやフレイルを防ぐためにも、まず朝食、そして昼食の改善が必要です。**欠食しないのはもちろん、朝・昼・夕とまんべんなく、たんぱく質をたっぷりとる**よう心がけましょう。

＊ Ishikawa-Takata K. *et al. Current protein and amino acid intakes among Japanese people: analysis of the 2012 National Health and Nutrition Survey*, Geriatr Gerontol Int 2018; 18: 723-731.

When?
いつとる?

朝・昼・晩の食事で各20～30《グラム》とるのが肝心!
筋肉からたんぱく質が減る「カタボリック」を防ごう

たんぱく質はまとめて大量にとっても、利用しきれない分は余りとして排出されてしまいます。そのため、3食均等に20～30《グラム》とるといいといわれています。

食事から時間がたって空腹になり、体内のエネルギーが足りなくなると、筋肉のたんぱく質が分解され、エネルギーとして使われます。これを「カタボリック（たんぱく質異化作用）」といいます。逆に、摂取したたんぱく質から筋肉の合成が始まることを「アナボリック（たんぱく質同化作用）」といい、私たちは1日のうちでカタボリックとアナボリックをくり返しています。1日3食に分けてとることは、筋肉の分解が進む前にたんぱく質を補給でき、筋肉を増やせる合理的な方法といえます。

カタボリックとアナボリック

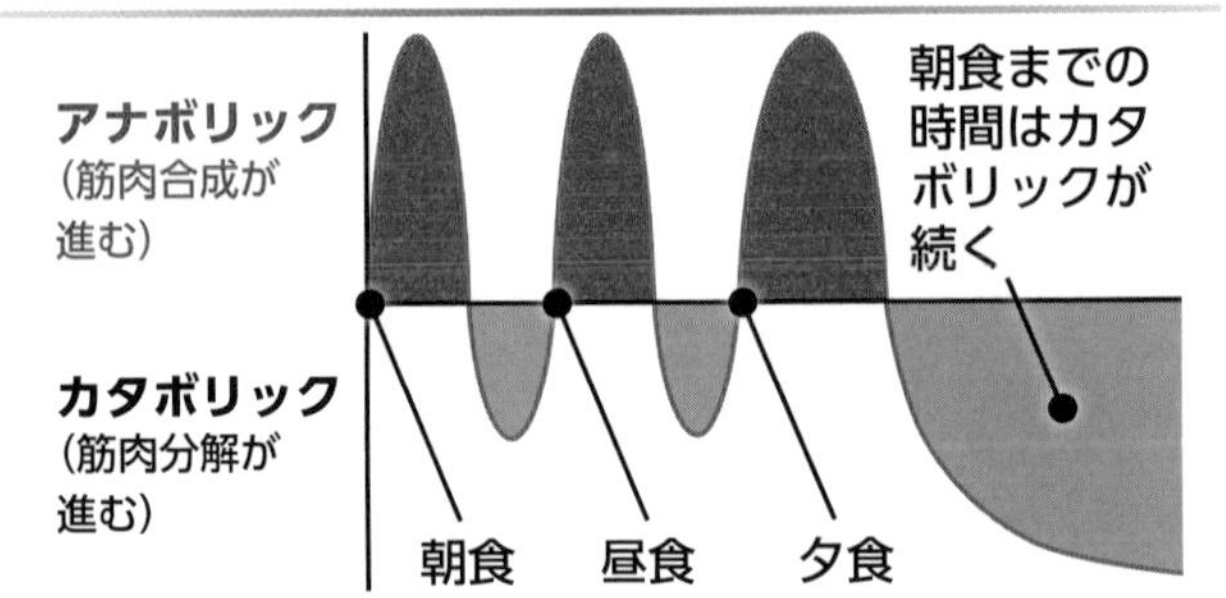

When? いつとる?

「たんぱく質の摂取は筋トレの後がいい」は古い常識。実は筋トレの前でも後でも運動とセットならOK

「たんぱく質摂取は筋トレの前か後か」。筋トレ前にたんぱく質をとってもエネルギーとして使われてしまうから筋肉にならないとか、あるいは、トレーニングで筋肉が分解されてカタボリックになるため筋トレ後の30～45分の間にたんぱく質をとれば筋合成の効果が高まる、ともいわれていました。

しかし、たんぱく質は、糖質に比べてエネルギーに換わるまでに比較的時間がかかります。筋トレ前にとったからといって、すべてがエネルギーとして消費されるとはかぎりません。また、空腹で筋肉のたんぱく質が分解されはじめたカタボリックの段階で運動をすると、運動したのにかえって筋肉が減ることにもなりかねません。

このことから運動の「前か後か」は、「どちらでもいい」といえます。空腹のぐあいや前の食事、次の食事との間隔など、場合によってどちらが先でもいいのです。

つまり、運動の前か後、あるいは運動中に必ずたんぱく質を補給すればいいということです。したがって、「運動とたんぱく質摂取はセットで」が正解です。

When?
いつとる?

運動しない日もたんぱく質はしっかり補う！
筋トレ後24〜48時間は筋合成のスイッチがオンになるチャンス

筋トレなどの運動をすると、筋線維が傷つきます。個人差はありますが、筋線維は24〜48時間かけて修復されていきます。ただもとどおりに修復されるだけではありません。修復の過程で、運動に耐えられるよう、いっそう太く強く筋肉が合成されていくのです。筋トレ後は適度にオフの日を取ったほうがいいといわれるのは、そのためです。運動しない間もただ筋肉を休ませているわけではなく、大きく育てているともいえるでしょう。24〜48時間休んだ後に次のトレーニングを行えば、より太く生まれ変わった筋肉を使うことになるので、運動効果がさらに上がります。

では、休んでいる間のたんぱく質補給はどうすればいいでしょうか。運動しない日こそ、筋合成のスイッチをオンにするチャンスです。運動しない日も、運動する日と同じ量のたんぱく質を、たっぷり補給しましょう。筋線維の修復過程で効率よくアミノ酸が取り込まれ、より強い筋肉を手に入れることができます。

When? いつとる?

間食には低カロリー・低脂質の「プロテイン」が最適で、ほどよく甘くて腹持ちもよくおやつに最適

ダイエットで摂取カロリーを抑えているときに小腹がすくと、イライラしてしまうことはありませんか。あるいは、たんぱく質が不足しないように頑張っていても、なかなか目標量に届かないこともあります。そんなときは、間食をとるという方法もあります。「間食はよくない」というイメージがありますが、1日3食で不足するたんぱく質を補ったり、気分転換をしたりするチャンスともいえます。夕食が遅くなるときなどは昼食との間があきすぎて、カタボリックが長引き、筋肉の分解が進む恐れもあります。回数や量、内容を考えた間食で、賢くたんぱく質を補給しましょう。おやつというと甘い物やスナック菓子が思い浮かびますが、それでは糖質や脂質のとりすぎでいつまでたってもやせられません。低カロリー・低脂質に調整され、腹持ちのいいたんぱく質の粉末食品「プロテイン」がおすすめです。手軽なドリンクやバー、ゼリー状のものも市販されています。ほんのり甘みをつけたものや、バナナ、チョコなどの風味をつけたものもあり、おいしいおやつとして満足感を得やすいでしょう。

Where?
どこでとる?

自宅では鶏ささみ・胸肉・赤身肉・ヒレ肉・魚・シーフードミックス・高野豆腐・納豆を積極活用

自宅でとるふだんの食事でたんぱく質が不足してしまうときは、たんぱく質の豊富な料理をもう一品「加える」ことを考えるかもしれません。しかしそれではカロリーオーバーになったり、調理の負担が増えて長続きしなかったりする可能性もあります。そこで、まずは食材を「高たんぱく・低カロリー」なものにシフトして、たんぱく質を増やすことをめざしましょう。

肉を選ぶなら赤身肉がおすすめです。例えば豚肉や牛肉のソテーならロースよりヒレ肉にすれば、脂質を減らしてたんぱく質が増やせます。鶏肉ならもも肉よりささみや胸肉を使い、カロリーを抑えてたんぱく質をたくさんとりましょう。

肉だけでなく、マグロ、カツオ、タイなど、たんぱく質が豊富で、しかも比較的脂質が少なくカロリーの低い魚も、積極的にとりたい食材です。魚だけでなく、下ごしらえのいらないシーフードミックスを冷凍庫に常備しておけば、手間いらずでたんぱく質を効率よく摂取できます。

肉・魚のほかにぜひ活用したいのが大豆製品です。植物性食品の中ではアミノ酸スコア（94ページ参照）が高く、質の高いたんぱく質をとることができます。

豆腐は大豆を一度煮つぶした豆乳から作るので、たんぱく質が消化されやすくなっているのもうれしいポイントです。冷や奴にカツオ節をのせてダブルでたんぱく質をとったり、ホウレンソウのおひたしを白和えに替えたり、みそ汁に豆腐を使ったりすれば、豆腐のたんぱく質を自然に取り入れることができます。

消化のよさなら納豆も忘れてはいけません。納豆は納豆菌の働きでたんぱく質が分解されて、大豆のたんぱく質が吸収されやすい形になっています。かきまぜるだけですぐ食べられる点も、忙しい朝のたんぱく質補給にぴったりです。納豆に卵を加えて食べれば、いっそう多くのたんぱく質をとることができます。

朝食がパン派なら、きなこもおすすめです。はちみつなどとともに牛乳に溶かしてトーストに添えるドリンクにしたり、はちみつやバターとまぜ、スプレッドとしてパンに塗ったりすれば、おいしくたんぱく質をとることができます。

そのほか常備しておくと便利な大豆製品としては、高野豆腐があります。たんぱく質不足が気になるときに、戻して卵とじなどのおかずに活用するほか、乾燥したままおろし金でおろせば、ハンバーグのつなぎとしてパン粉代わりにも使えます。

Where?
どこでとる?

職場にはゆで卵を持参! コンビニではサラダチキン、ギリシャヨーグルト、枝豆・蒸し大豆・豆乳を選ぶ

職場でたんぱく質をたっぷりとるために、栄養バランスを考えた手作り弁当や、豊富なメニューからチョイスできる社員食堂があればいいのですが、なかなかそうはいかない場合も多いものです。

コンビニを利用する人も少なくないですが、おにぎりにカップ麺《めん》、ラーメン、うどん、そば、パスタといった、糖質に偏った昼食になりがちのようです。たんぱく質のことをもっと意識して昼食をとるべきでしょう。

たんぱく質があまりとれないときのために、家からゆで卵を持っていくと安心です。誰でも簡単に作れて安上がり、小さいのでバッグの中でもかさばらず、手軽にたんぱく質を補給することができます。コンビニなどでもゆで卵が売られています。

コンビニの高たんぱく食品の代表格といえばサラダチキンですが、最近は味のバリエーションが増えてきました。スモークやバジル風味、ガーリック味など、続けて食べても飽きのこない充実ぶりです。ささみを使ったもの、片手で食べられるサイズに

細長くカットしたものもあるので、午後のおやつにするという手もあります。細かくほぐしたタイプなら、名前のとおりリラダに加えておいしく食べられます。

おにぎりやサンドイッチはサケやツナ、卵などを使ったものを選び、牛乳や豆乳をいっしょにとったり、デザートにヨーグルトを加えたりすれば、無理なくたんぱく質を増やせます。ヨーグルトなら、最近人気のギリシャヨーグルトがおすすめです。ふつうのヨーグルトよりも水分が少なく、クリームチーズのように濃厚な味わいで、しかも高たんぱくです。

たんぱく質たっぷりの大豆製品も見逃せません。小分けにされた冷凍の枝豆で、自然解凍するだけで食べられるものもあります。パウチ入りの蒸し大豆は、スープやサラダにちょっと加えれば、食べ応え十分の一品になります。

お酒を販売しているコンビニにはおつまみが充実しています。スモークチーズ、ビーフジャーキー、チーズかまぼこなど、たんぱく質が多く含まれるものもあります。レジ横の焼き鳥や照り焼きチキンなどもねらい目です。ただし塩分も多いので習慣的にとるのは控え、食べるときは、塩分を排出する働きのあるカリウムが多く含まれる野菜のサラダや、食塩無添加の野菜ジュースなどをいっしょにとるといいでしょう。

Where?
どこでとる?

そば、うどん、ラーメン、パスタの外食は たんぱく質が不足しがち! 月見、チャーシュー、ミートソースを選べ

外食するさい、特に仕事のある日のランチなどは、忙しいからと麺《めん》類でさっとすませる人も多いのではないでしょうか。

100ムグラ当たりで比較すると、うどんに含まれるたんぱく質は2・6ムグラと少なめですが、そば、中華麺、パスタには約5～6ムグラのたんぱく質が含まれています。仮に1人前を150ムグラとすると、7・5～9ムグラ程度はとれる計算です。麺類というと糖質ばかりというイメージがあるので、意外に多いとも感じられます。

しかし、麺類は定食などとは異なり、一品で完結することが多い料理です。そこで重要なのが「具」や「ソース」の内容です。

そば、うどんの場合は、卵を加えるのが手軽です。月見そば、月見うどんにすれば、それだけで卵1個分、約7～8ムグラのたんぱく質をプラスすることができます。あるいは、少しぜいたくをしてエビやイカの天ぷらを加えるのもいいでしょう。

ラーメンなら、ゆで卵や煮卵のほか、チャーシューをトッピングすると、たんぱく質を増やすことができます。そのほか、エビ・イカなど具だくさんの広東《カントン》麺やちゃんぽん麺、吸収されやすいひき肉を使った担々麺やワンタン麺、ひき肉に加えて豆腐も使う麻婆《マーボー》麺などは、もっと多くのたんぱく質をとることができます。ただ、具が増えるほど塩分や糖質・脂質が増え、カロリーもアップしがちなので注意しましょう。

パスタには、ひき肉を使ったミートソース、生クリーム・チーズ・卵・パンチェッタなどを使うカルボナーラ、魚介類たっぷりのペスカトーレなど、たんぱく質豊富なものがあります。ミートソーススパゲッティにパルメザンチーズをかけるのも、たんぱく質をプラスする方法です。しかし、パスタも脂質が多く高カロリーになりがちなので注意が必要です。塩分のとりすぎにも注意しましょう。

麺類は手早く食べられるところが魅力の一つかもしれません。しかし、よくかんで食べると食事誘発性熱産生（DIT。62ジペー参照）が上がり、脂肪が燃焼しやすくなるといわれています。また、よくかむことで食欲抑制ホルモン（58ジペー参照）が分泌《ぶんぴつ》されて食後の満腹感が持続し、食べすぎを防ぐことができます。麺類もなるべくよくかむことを心がけ、あまり早食いにならないようにしましょう。

Where?
どこでとる?

外食では肉や魚が主菜の定食をチョイス! たんぱく質不足が気になるなら納豆・卵・チーズで補充

食堂で外食するなら、一番のおすすめは、たんぱく源の筆頭食材である肉や魚が主菜の定食やセットメニューです。ご飯などの主食に肉や魚のおかず、おひたしやサラダなど野菜の副菜、汁物もついていて、必要な栄養素がそろいやすく、食事の満足感も得られます。

肉中心のおかずはそれだけで1食分のたんぱく質がとれる場合もありますが、注意しなければいけない点もあります。肉は、部位にもよりますが、たんぱく質とともに脂質も豊富です。さらに、炒《いた》める、揚げるといった油脂を加える調理をすることが多いので、その分さらに脂質が増えることになります。できれば赤身肉を使ったものを選ぶか、脂身が多ければその部分を残すようにするといいでしょう。ソースが別になっているなら控えめにして、塩分のとりすぎにも注意してください。

魚料理もたんぱく質豊富ですが、注意すべきポイントは塩分です。塩焼き、照り焼き、煮魚のほか、ムニエルなども意外に塩分が多いので、副菜を選べるなら、薄味のもの、野菜をたっぷり使ったものを選びましょう。野菜に含まれるカリウムは、塩分を排出する手助けをしてくれます。なお、刺身ならそれ自体に塩分はほとんど含まれませんが、しょうゆのつけすぎには要注意です。

サバ、イワシなど青魚の脂にはEPA(エイコサペンタエン酸)、DHA(ドコサヘキサエン酸)という不飽和脂肪酸が含まれており、血液中のコレステロールを減らす働きがあります。ただ、フライや天ぷら、竜田揚げなどの揚げ物の場合、調理由来の脂質が増え、カロリーオーバーも心配です。そんなときは、ご飯など主食の量を少し減らす工夫をしましょう。これは、肉の場合でも同じです。

定食ではなく、牛丼などの丼物《どんぶり》はどうでしょうか。肉を使った牛丼や親子丼、麻婆《マーボー》丼、魚を使った鉄火丼や海鮮丼も、たんぱく質が多く含まれる料理です。ただ、丼物はご飯の量が多く、主食が主菜と別に用意される定食に比べると、自分で糖質の量を調節しにくいところが難点です。また、丼物は早食いになりがちなので、よくかんで食べることも心がけなくてはいけません。

セットメニューだけではたんぱく質が足りないとき、小鉢やトッピングを追加できるなら、納豆、冷や奴、卵焼き、温泉卵、チーズなどを追加しましょう。食後のデザートをヨーグルトにして補充する方法もあります。

What?
何をとる?

肉・卵・魚・乳製品などの動物性たんぱく質と豆類などの植物性たんぱく質は1対1程度でとるのが目安

人体内には20種類のアミノ酸があります。そのうち9種類は体内で合成できず、食品から取り入れる必要があり、これを「必須《ひっす》アミノ酸」といいます。残る11種類は「非必須アミノ酸」です（104ページ参照）。名前から必要ないものと誤解されがちですが、体内で糖から合成できるため「必ずしも食品からとらなくてもいい」という意味です。20種のアミノ酸にはそれぞれ異なる働きがあり、どれか一つが欠けても体の機能に支障が出る可能性があり、重要なものであることに変わりありません。

必須アミノ酸のうちどの種類がどの程度含まれるかは、食品ごとに異なります。たんぱく質の「質」のよさは「アミノ酸スコア」という尺度で示されます（図参照）。これは食品に含まれる必須アミノ酸の「成績表」のようなもので、ある食品が各必須アミノ酸の推奨摂取量をどの程度満たしているかを示し、すべてが必要量を満たしている食品は、アミノ酸スコアが「100」となります。肉・魚・卵・乳製品などほとんどの動物性たんぱく質と、植物性たんぱく質の中では大豆がアミノ酸スコア100

アミノ酸スコアとは（必須アミノ酸「桶の理論」）

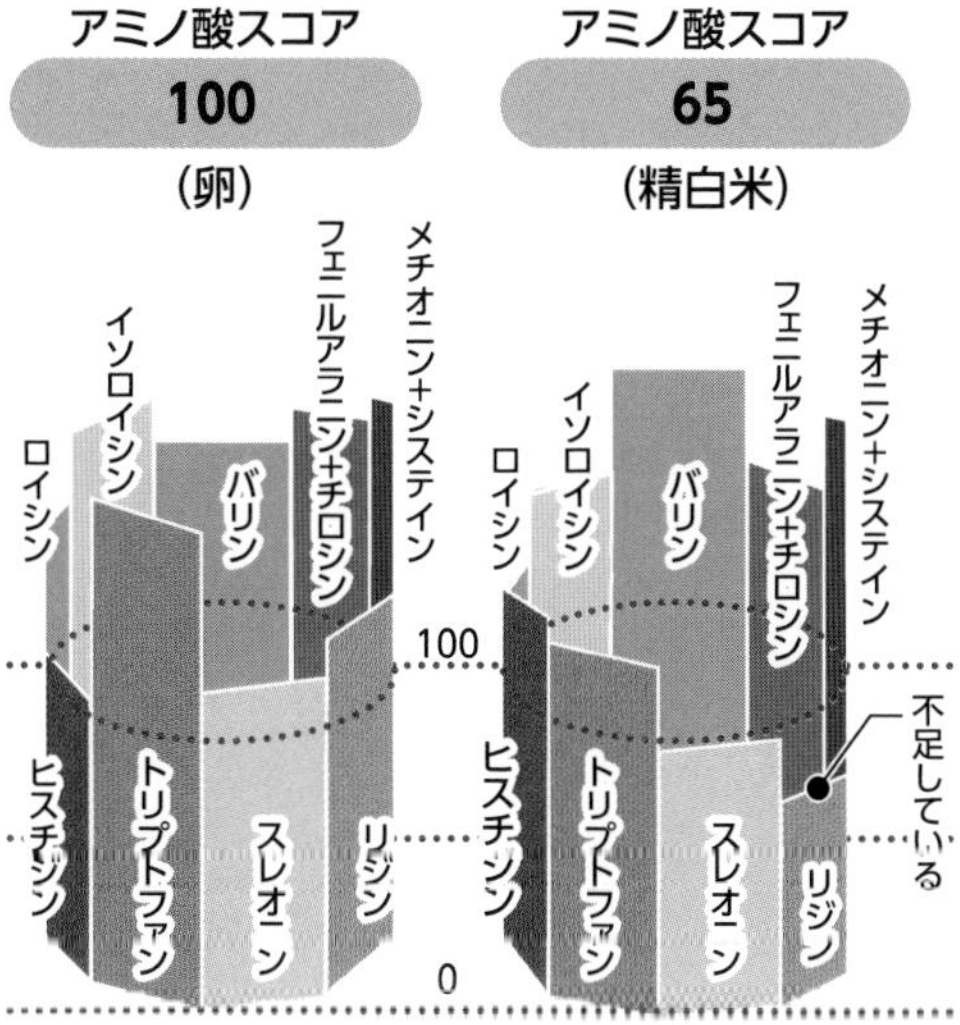

桶を作る9枚の板をそれぞれ必須アミノ酸、板の高さを各アミノ酸の推奨摂取量に対する割合、桶にためられる水の量を体たんぱく質合成に使われるアミノ酸の量に見立てる。食品中のアミノ酸の種類や量のバランスが取れていれば、板の高さは図の「100」の線でそろい、ためられる水の量（合成される体たんぱく質）が 100＝アミノ酸スコア100。1種類でもアミノ酸が不足すると、その高さまでしか水がたまらず、ほかのアミノ酸がムダになってしまうため、不足するアミノ酸をほかの食品で補う必要がある。

で、良質なたんぱく質がとれる食品といえます。

それでは、たんぱく質は動物性の肉・魚だけでいいかというと、そうではありません。動物性たんぱく質を含む食品は、一般に脂質が多く高カロリーです。野菜などに含まれる植物性たんぱく質は、大豆以外はアミノ酸スコアが低いものの、動物性よりも脂肪燃焼効果が高く、低脂質で低カロリーです。

動物性・植物性たんぱく質は、1対1の比率でとるのが理想的です。組み合わせて食べることで動物性・植物性それぞれのメリットを生かしながら、デメリットを最小限にでき、栄養的な価値が上がるというわけです。また、野菜や穀物などの植物性食品には、たんぱく質以外にもビタミンやミネラル、食物繊維、糖質など重要な栄養素が含まれています。多様な食品を偏らずに食べ、栄養バランスを整えることが大切なのです。

What?
何をとる?

動物性たんぱく質をとれる肉には脂質がついてくる！
低脂肪の赤身・ささみ・胸肉でカロリーを抑制！

肉・魚などに含まれる動物性たんぱく質のほとんどは、アミノ酸スコア（94ページ参照）が100で、必須《ひっす》アミノ酸がバランスよく含まれる良質なたんぱく質です。体内への吸収率もよく、植物性たんぱく質が約85％であるのに対し、動物性たんぱく質は約95％と、体内でムダなく利用されやすいたんぱく質といえます。

そんな動物性たんぱく質にも気になる点がないわけではありません。特に肉では、脂質の量が気になります。

まず、脂質が多いと高カロリーになりがちで、とりすぎは肥満につながります。さらに、体内への吸収率のいい動物性たんぱく質ですが、脂質には消化吸収をゆるやかにする作用があります。空腹時や運動後、筋肉のたんぱく質がエネルギーとして使われるカタボリック（82ページ参照）を速やかに解消したいときは、脂質の少ないたんぱく質をとったほうが有利です。

そのほかにも、脂質のとりすぎは、血液中の中性脂肪や悪玉（LDL）コレステロ

肉類のたんぱく質・脂質の比較

食品		エネルギー（キロカロリー）	たんぱく質（グラム）	脂質（グラム）
牛肉（肩ロース脂身つき／生）		380	13.8	37.4
牛肉（バラ脂身つき／生）		472	11.0	50.0
牛肉（もも赤肉／生）		176	21.3	10.7
豚肉（肩ロース脂身つき／生）		241	17.7	19.3
豚肉（バラ脂身つき／生）		398	13.4	40.1
豚肉（もも赤肉／生）		133	21.9	5.3
鶏肉（胸肉皮つき／生）		133	21.3	5.9
鶏肉（胸肉皮なし／生）		105	23.3	1.9
鶏肉（もも肉皮つき／生）		190	16.6	14.2
鶏肉（もも肉皮なし／生）		113	19.0	5.0
鶏肉（ささみ）	生	98	23.9	0.8
	焼き	132	31.7	1.4
	ゆで	121	29.6	1.0

（可食部 100グラム当たり／ささみ生は廃棄率 5%／文部科学省「食品成分データベース」より作成）

ールを増やす一方で、善玉（HDL）コレステロールを減らし、肥満や脂質異常症を招く恐れもあります。

このような理由から、肉をとるさいは、脂身が少なくたんぱく質の多い部位を選ぶのがポイントです。牛・豚ならヒレ肉やもも肉などの赤身肉、鶏肉ならささみや胸肉などがおすすめです（表参照）。

調理するさいは、なるべく脂肪の多い皮や脂身を取り除き、油を加える揚げ物や鉄板焼きをさけて、脂の落ちる網焼きや、ゆでる・蒸す・レンジ加熱といった調理法を選ぶといいでしょう。

主食は何を？ ご飯、食パン、スパゲッティ、そば、うどんの「たんぱく質バランス」一覧

ご飯などの主食は、体を動かしたり頭脳を働かせたりするエネルギーをつくる栄養素である糖質を補給するために欠かせません。しかし、エネルギーは糖質以外の脂質、たんぱく質からもバランスよくとることが必要です。たんぱく質・脂質・糖質の比率を「PFCバランス」[*1]といい、1日の食事全体で[*2]およそ「たんぱく質15％・脂質25％・糖質約60％」の比率が基準です。ところが、ご飯など主食は糖質の比率が高いため（図参照）、主食が多すぎると全体の栄養が糖質に偏ってしまいます。

主食を控えめにしておかずでたんぱく質を補うのは、基準のPFCバランスに近づけるためでもあるのです。

主食のPFCバランス

各主食は、エネルギー量に占める糖質の割合が大きい。

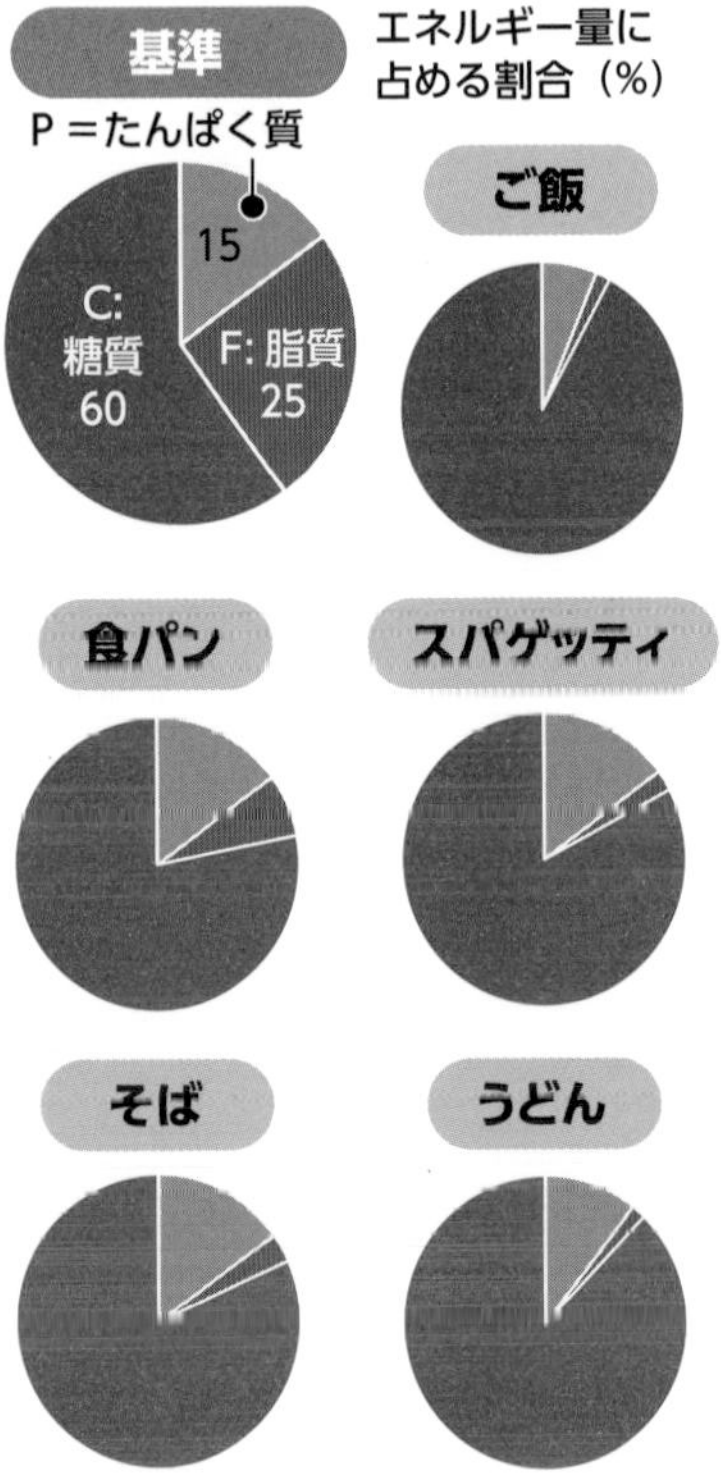

＊1 PFC＝たんぱく質：Protein、脂質：Fat、糖質：Carbohydrate の頭文字。
＊2 厚生労働省「日本人の食事摂取基準（2020年版）」を基にした平均的な数字。

What?
何をとる?

シニアはたんぱく質の消化や吸収が低下しやすいため、あらかじめ分解された「納豆」が高効率

大豆はアミノ酸スコアが１００で、優れた植物性たんぱく質の補給源ですが、生では消化阻害物質が含まれているため、加熱してこの物質を壊してから食べないと、消化不良を起こしてしまいます。納豆は、加熱して柔らかくした大豆に、さらに納豆菌をつけて発酵させた発酵食品です。納豆菌によってたんぱく質が吸収されやすい形に分解されているうえ消化酵素も含まれているため、消化・吸収がいいのが特徴です。煮豆の消化吸収率が約65%なのに対し、納豆は約80%以上です。

高齢になると胃液など消化液の分泌《ぶんぴつ》が少なくなったり、消化器の運動機能が低下したり、かむ力が弱くなったりして、消化・吸収機能が低下しがちです。すると肉・魚などを十分消化できず、たんぱく質をとっていてもたんぱく質不足を招くことがあります。そんなときは納豆を利用すれば、効率よくたんぱく質を補うことができます。また、たんぱく質のほかにも食物繊維、血栓（血液の塊）を溶かすナットウキナーゼという酵素、各種ビタミンも含まれているので、一石何鳥にもなります。

筋肉を増やすなら低脂肪・低カロリーでBCAA（バリン・ロイシン・イソロイシン）の多いプロテインが有用

プロテインやスポーツドリンクなどのパッケージに、「BCAA配合」と表示されているものを見かけることがあります。BCAAとはいったいなんでしょうか。

食品から摂取しないと体内でつくり出すことのできない9種類の必須《ひっす》アミノ酸のうち、バリン・ロイシン・イソロイシンという3種類のアミノ酸を「BCAA」といいます。これら3種類のアミノ酸の分子は、いずれも分岐する構造を持つので（次ページの図参照）、「Branched Chain Amino Acid（分岐鎖アミノ酸）」と呼ばれ、その頭文字をとってBCAAといわれているのです。バリン・ロイシン・イソロイシンに特別に名前をつけて呼ぶのは、運動することで筋肉量を増やしたい人にとって有用な働きをするためで、プロテインなどに配合されている理由もそこにあります。

BCAAは筋肉や血液に含まれており、特に筋肉では、たんぱく質を構成するアミノ酸のうち約35～40％がBCAAであるといわれています。

運動のさいに糖質や脂肪などエネルギー源が不足すると、私たちの体は筋肉を分解

BCAA（分岐鎖アミノ酸）

＊点線で囲まれた部分が「分岐鎖」

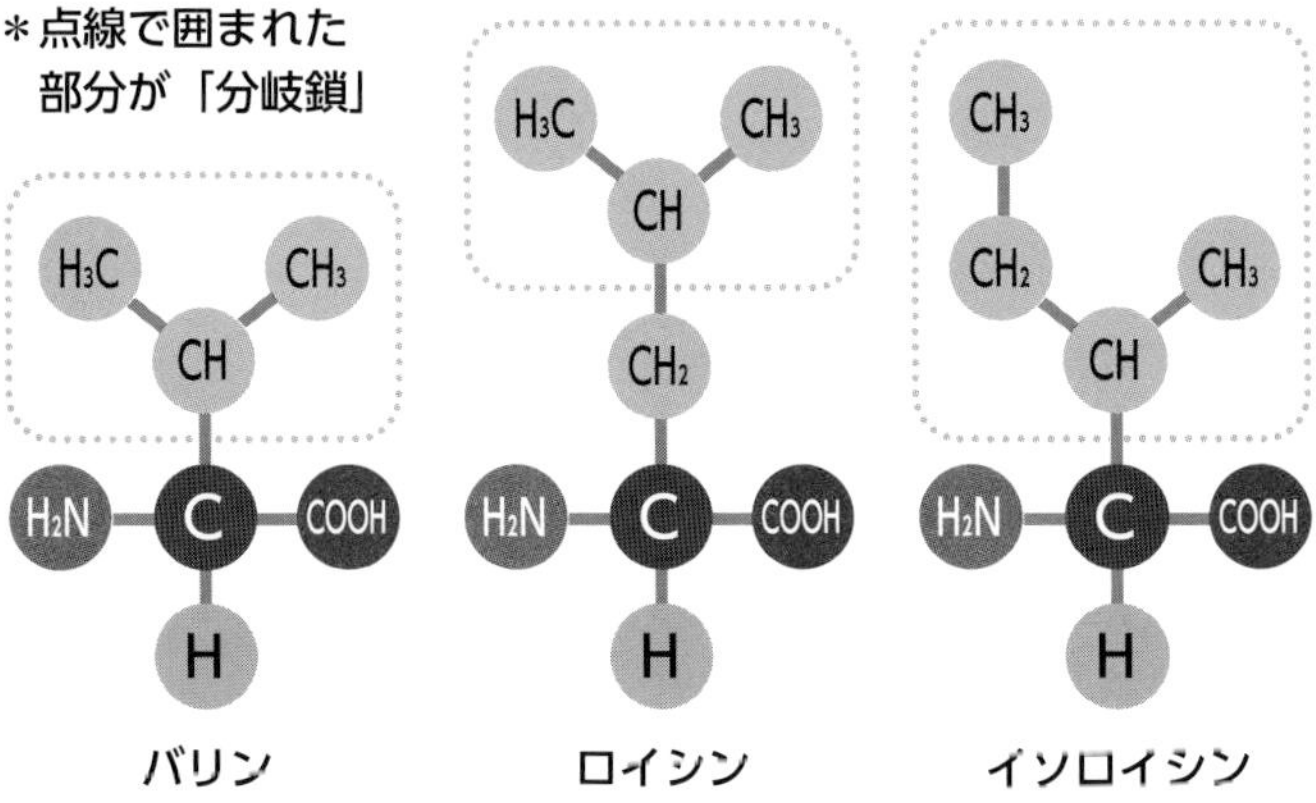

し、エネルギー源として使いますが、そのとき、筋肉中のＢＣＡＡも失われてしまいます。筋肉が分解されつづければ、トレーニングをしても筋肉が増えず、意図した効果が上がらない恐れがあります。そこでＢＣＡＡを補給すると、エネルギーを補うとともに、筋肉の分解を抑えることができるのです。

また、筋肉に負荷のかかる運動をすると筋線維が損傷し、その後の修復過程で太くなりますが、ＢＣＡＡは筋線維を修復する物質をつくり、運動後の筋肉合成を促進するともいわれています。中でもロイシンが、筋肉合成を促す作用が一番強いといわれています。

ＢＣＡＡは肉・魚などふだんの食事でたっぷりたんぱく質をとっていれば、通常は不足することはありません。しかし、特別に筋肉を増やしたいときに、運動前や運動中にＢＣＡＡの多いプロテインをとることで、効果を一段とアップすることができます。ＢＣＡＡは筋肉疲労を回復させる効果が高いともいわれており、運動とセットでとるのにピッタリのアミノ酸なのです。

What? 何をとる?

プロテインはホエイかソイか? 必須アミノ酸が多く消化吸収が早いホエイが高効率だが下痢する人はソイ一択

たんぱく質を補う目的でプロテインを利用しようとチェックすると、いろいろな種類があって迷ってしまいます。自分の目的に合うプロテインを選ぶには、どうすればいいでしょうか。

現在よく流通しているプロテインは、大きく分けて、牛乳を原料とするものと、大豆を原料とするものがあります。牛乳を原料とするものにホエイプロテインとカゼインプロテイン、大豆を原料とするものにはソイプロテインがあります。

ホエイプロテインは牛乳のホエイ（乳清＝牛乳から脂肪や固形のたんぱく質を取り除いたもの）から作られ、消化吸収が非常に早いという特徴があります。筋肉の成分となるアミノ酸も豊富で、筋トレのさいに素早くたんぱく質を補給し、筋肉増強をめざすときに向いています。

一方のカゼインプロテインは、カゼイン（牛乳から脂肪とホエイを取り除いたもの）から作られます。ホエイプロテインが約2時間で吸収されるのに対し、カゼインプロテインは約8時間と、ゆっくりと消化吸収されるという特徴があります。そのため、運動しない日のたんぱく質補給に向いています。就寝前にとれば、睡眠中のカタボリックをゆるやかにする効果も期待できます。

ホエイプロテインとカゼインプロテインの両方が配合されて、時間差で吸収を図るプロテインもあります。

ホエイプロテインとカゼインプロテインは牛乳を原料としているので、乳糖という糖質を含んでいます。そのため、乳糖不耐症*の人はうまく消化できずにおなかが張ったり、下痢《げり》をしたりしてしまうことがあります。その場合、ホエイプロテインにも、製法によって含まれる乳糖の量を少量に抑えたものがあるので、それを利用するのもいいでしょう。ただ、製造に手間がかかる分、価格が高めとなります。

乳糖不耐症の人には、大豆から作ったソイプロテインもおすすめです。消化吸収がゆるやかで満腹感が持続しやすく、脂肪燃焼を促す成長ホルモンの分泌《ぶんぴつ》を促す作用もあり、ダイエット向きといえます。

また、大豆を原料としているため、ソイプロテインにはイソフラボンが含まれています。イソフラボンは女性ホルモン「エストロゲン」と似た働きをする物質で、肌や髪のつや、張りを保ち、骨を丈夫にする効果があるといわれています。

＊ 牛乳に含まれる乳糖（ラクトース）を分解する乳糖分解酵素（ラクターゼ）が不足するために下痢などが起こる状態。白人以外は大人になるとラクターゼが減少してしまう人が多い。

Why?
なぜとる?

おや? たんぱく質はなぜ重要? 今一度おさらい!
『たんぱく質をとると起こる34のいいこと』

これまでたんぱく質の重要性を見てきました。ここで、体をつくる20種のアミノ酸の役割とともに、たんぱく質をとることで起こる、うれしいことをおさらいしましょう。

喜びや達成感をもたらす
ドーパミンもたんぱく質

血糖値を下げる
インスリンもたんぱく質

張りのある肌をつくる
コラーゲンとエラスチンが弾力のもと

体の組織をつくる
内臓、血管、神経、腱、靭帯、軟骨などをつくる

精神の緊張や集中力をもたらす
ノルアドレナリンもたんぱく質

子供の成長を促す
成長ホルモンもたんぱく質

骨をつくる
たんぱく質は骨の材料にもなりカルシウムも運ぶ

心を落ち着かせる
セロトニンもたんぱく質

栄養が行き渡る
脂質を運んだり回収したりする

ロコモを防ぐ
筋肉をつければ一生歩ける

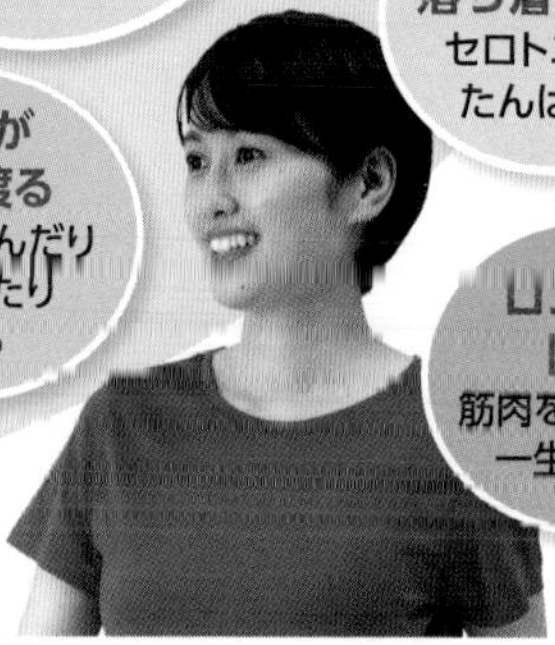

■必須アミノ酸（体内でつくれず食品から摂取する必要のあるアミノ酸）

BCAA	バリン	筋肉強化、疲労回復、脂肪燃焼促進、筋肉の消耗を抑える
	ロイシン	
	イソロイシン	
メチオニン		肝機能の維持、うつ症状の改善、毛髪の発育促進
フェニルアラニン		脳内神経伝達物質となる、血圧を上昇させる
トリプトファン		脳内神経伝達物質セロトニンやメラトニンの材料、鎮静作用
ヒスチジン		乳幼児の成長に必須、神経機能の補助
スレオニン *		肝機能を高め代謝を促進、成長を促す
リジン		抗体・ホルモン・酵素などの構成成分、体の成長や修復に関与

＊トレオニンともいう。

美しく豊かな髪をつくる
ケラチンは髪の材料

つややかな爪をつくる
ケラチンは爪の材料

エネルギーになる
1グラムで4キロカロリー、糖質と同等のエネルギー

体の機能調節・恒常性維持
酵素やホルモン抗体の材料

脊柱管狭窄症を防ぐ
背骨の骨や軟骨を丈夫に

血管を丈夫にする
動脈硬化や心血管病を防ぐ

筋肉が増える
たくましくしなやかな筋肉をつくる

体脂肪が増えにくい
たんぱく質は体脂肪に換わりにくい

フレイルを防ぐ
活力を維持して心身虚弱を防ぐ

消化機能を保つ
消化酵素もたんぱく質

免疫力アップ
侵入した病原体と闘う抗体をつくる

筋力を維持する
サルコペニアを防ぐ

「やせ見え」する
筋肉は脂肪より体積が小さい

酸素が行き渡る
ヘモグロビンが酸素を運ぶ

薬が効く
血液とともに薬を運ぶのもたんぱく質

ウイルスを阻止する
インターフェロンがウイルスと闘う

ケガを治す
出血を止める酵素もたんぱく質

心肺機能を健康に
心臓や肺をつくる、酸素交換に役立つ酵素も

ストレスに強くなる
自律神経を安定させる

毒を排出する
毒物を分解し排出する酵素もたんぱく質

貧血を防ぐ
血液の材料・鉄を運び、吸収を高める

アルコールを分解する
アルコール代謝酵素もたんぱく質

よく眠れる
トリプトファンが睡眠の質を高める

体の性差をつくる
男性・女性のホルモンもたんぱく質

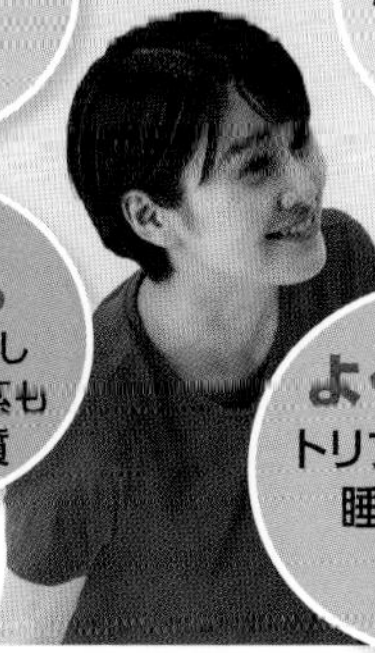

■非必須アミノ酸（体内でつくれる）

アラニン	肝臓のエネルギー源、アルコール代謝改善を助ける
グルタミン	病気に対する抵抗力を高める、胃や腸管を守る、筋肉合成に関与
グルタミン酸	脳内で神経情報伝達に関与、疲労回復
アルギニン	血管拡張作用に関与、病気に対する抵抗力を向上、成長ホルモンの分泌を促進、小児期は不足するため必須アミノ酸の扱い
アスパラギン	新陳代謝を促進
アスパラギン酸	窒素の代謝やエネルギー代謝に関与、疲労回復
システイン	皮膚のメラニン色素の生成を抑制
プロリン	皮膚を構成するコラーゲンの主原料
グリシン	皮膚を構成するコラーゲンの原料、深部体温を低下させ睡眠の質を向上
セリン	皮膚の保湿成分、脳内神経伝達に関与、睡眠の質の向上
チロシン	脳内の神経伝達物質ノルアドレナリンやドーパミンの材料

たんぱく質だけではNG！残る2大栄養素「糖質」「脂質」はどれだけとればいいか？「PFCバランス」図解

PFCバランス（98ページ参照）はたんぱく質15%、脂質25%、糖質60%の比率がいいとされています。ダイエットをするときもこの比率を保ちながら、1日の摂取エネルギー全体を減らすのが基本です。ただし、ダイエットのために運動したり、筋トレで筋肉増強をめざしたりする場合は、次ページの図に示した例のように、この比率よりもたんぱく質を増やし、場合により全体のエネルギー量も調整します。

特に、Cのように筋トレで筋肉を増強したい場合、たんぱく質を増やすとともに全体の摂取エネルギーも増やし、十分に栄養をとることが必要です。太るからと敬遠されがちな脂質も、細胞膜やホルモンの原料となる大事な栄養素

エネルギー産生栄養素バランス

	たんぱく質	脂質	炭水化物
1～49歳	13～20	20～30	50～65
50～64歳	14～20	20～30	50～65
65～74歳	15～20	20～30	50～65
75歳以上	15～20	20～30	50～65

*単位:%エネルギー（摂取エネルギーに対する割合）。
*男性・女性とも同じ。
（厚生労働省「日本人の食事摂取基準（2020年版）」）

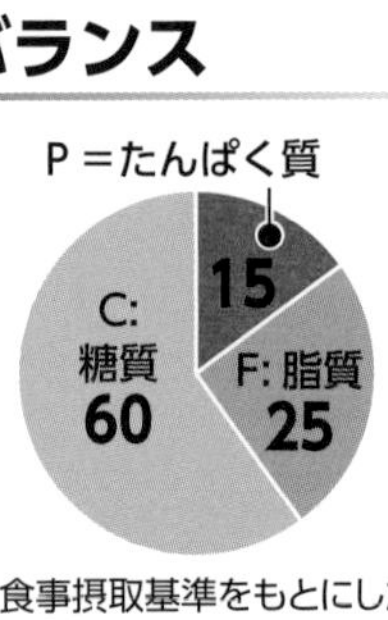

食事摂取基準をもとにした
推奨PFCバランス

なので、過不足なくとる必要があります。同時に、脂質は「質」も大事です。肉の脂身やバター、ラードなど飽和脂肪酸*の多い油脂はなるべくさけ、α《アルファ》-リノレン酸を多く含むアマニ油やエゴマ油などの植物油、EPAやDHA（93ページ参照）を含む青魚の油など、「オメガ3系脂肪酸」という不飽和脂肪酸が多い油をとるようにしましょう。

ケース別 PFC バランスの例

円グラフ：■たんぱく質　■脂質　■糖質
数字は 1 日の摂取エネルギー量に占める割合（%）

A ダイエットしたい

［例］身長 155センチ、
体重 60キロの 40 歳女性

推奨 PFC バランスを維持する

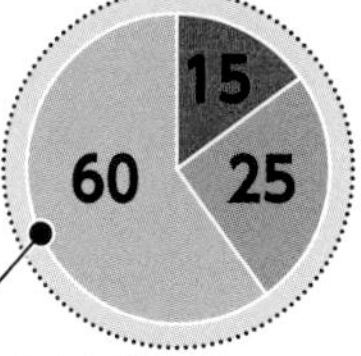

1日の摂取カロリー：**少し減らす**
摂取エネルギーが 1300キロカロリーの場合
たんぱく質1日 49グラム（体重 1キロ当たり 0.8グラム）
脂質 36グラム　糖質 195グラム
＊運動を始めたら、カロリーはそのままで PFC バランスを Bのようにする。

B 今の筋肉量を落とさずダイエットしたい

［例］身長 175センチ、
体重 75キロの 60 歳男性

たんぱく質を増やし脂質を減らす

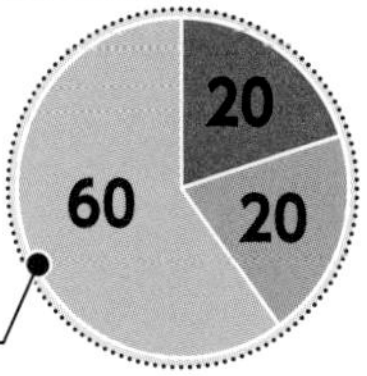

1日の摂取カロリー：**少し減らす**
摂取エネルギーが 2000キロカロリーの場合
たんぱく質1日 100グラム（体重 1キロ当たり 1.3グラム）
脂質 44グラム　糖質 300グラム　＊現在の運動習慣を続ける。

C 筋トレでもっと筋肉を増やしたい

［例］身長 185センチ、
体重 80キロの 30 歳男性

さらにたんぱく質を増やして糖質を減らす

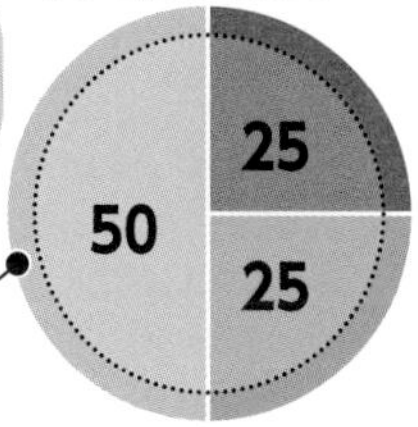

1日の摂取カロリー：**少し増やす**
摂取エネルギーが 2350キロカロリーの場合
たんぱく質1日 147グラム（体重 1キロ当たり 1.8グラム）
脂質 65グラム　糖質 294グラム　＊しっかりと筋トレを継続。

＊ 飽和脂肪酸は常温で固まる脂に多く含まれ、血液中の悪玉コレステロールを増やし動脈硬化を招く。脂質全体の3割以下に抑えるのが望ましいとされる。

How?
どのようにとる？

たんぱく質は糖質とセットでとるのが重要！ 筋トレ時の筋活動が活発になり筋肉を増やす効果が高まる

筋肉を増やすためには、たんぱく質は欠かせない栄養素ですが、たんぱく質だけをとっていればいいというわけではありません。実は、筋肉の合成には糖質も関係しているのです。特に筋トレをする場合、たんぱく質と糖質はセットでとったほうが、筋肉を増やす効果が高まります。

これには、インスリンというホルモンが関係しています。インスリンはすい臓の細胞から分泌《ぶんぴつ》され、血液中のブドウ糖を筋肉細胞や肝臓に取り込むよう促すことで、血糖値を下げる働きをするホルモンです。

ジョギングなどの有酸素運動では、酸素を取り入れながら筋肉を動かすことで体脂肪が燃焼し、エネルギーとして使われます。これに対し筋トレは、継続的に酸素を取り入れることなく、筋肉にためておいたグリコーゲン（糖質）を原料として、瞬間的に強い力を発揮する無酸素運動です。きつい筋トレをするほど、筋肉のグリコーゲンがどんどん使われるため、糖質が不足ぎみになります。

筋トレをするときに糖質をとると、血糖値が上昇し、インスリンが分泌されます。インスリンは血糖値を下げるために、血液中の糖質が筋肉に取り込まれるのを促進します。これにより、筋肉は取り込んだ糖質を新たなエネルギー源（グリコーゲン）として蓄えることができるのです。

特に運動後はインスリンの効きがいいといわれているので、このタイミングで糖質をとると、グリコーゲンがスムーズに補充され、筋肉がエネルギー源として分解されてしまうカタボリックも防ぐことができます。

それだけではありません。インスリンには、糖質が筋肉に取り込まれるのを促進するほかに、筋肉にうれしいもう一つの働きがあります。インスリンが筋肉細胞にあるインスリン受容体と結合するとき、筋肉のたんぱく質を合成する酵素が活性化されるとともに、筋たんぱく質の分解が抑制されるという効果があるのです。

つまり、筋トレのさいは、たんぱく質とともに糖質をとることで、糖質を呼び水としたインスリンの働きにより、エネルギー源を確保して筋肉の分解を予防しつつ、筋肉の合成を活発にし、分解を抑制することができるのです。筋肉の合成作用が分解作用を上回れば、筋肉量が増えます。したがって筋トレ時は、「たんぱく質と糖質をいっしょにとる」という習慣をつけるのが正解です。

How?
どのようにとる?

たんぱく質はできるだけ細かくしてとるのが高効率！
塊肉よりひき肉、固形より液体のほうが吸収効率アップ

たんぱく質を体内で効率よく利用するには、なるべく消化吸収しやすい形状で食品をとるのがコツです。消化吸収とは、栄養素を取り入れるために「食品を細かく分解していく作業」です。そのためには、①サイズを小さくする、②なるべく脂質を除く、という2点がポイントとなります。

①のサイズでいうと、肉なら塊肉よりもひき肉にしたほうが、唾液《だえき》や胃腸などの消化液とよくまざり、消化がよくなります。よくかんで食べるとたんぱく質の食事誘発性熱産生（DIT。62ページ参照）が上がるとされるのもこのためと考えられます。さらに究極のサイズ縮小は、液体にすることです。粉末を水に溶いて飲むプロテインは通常の食事より吸収スピードが速く、効率的というわけです。

②の理由は、脂質は消化に時間がかかるので、いっしょにとったたんぱく質もゆっくりと消化管を通過してしまうからです。素早くたんぱく質を吸収したい筋トレ時には、なるべく低脂質・高たんぱく質の食品を選ぶといいでしょう。

How?
どのようにとる?

筋肉の合成をスムーズにするにはビタミン・ミネラルも重要! 特にB群・C・D、Ca・Mg・Zn・Feをしっかり!

私たちの体を機械にたとえるとビタミンやミネラルは潤滑油に当たり、体をスムーズに動かすために欠かせないものです。筋肉を合成したり、食品から取り入れたたんぱく質を有効に利用したりするためにも、しっかりとりたい栄養素です。

ビタミンB群(ビタミンB_1・B_2・B_6・B_{12}、ナイアシン、パントテン酸、葉酸、ビオチン)は、糖質・脂質・たんぱく質を吸収して利用するための代謝には欠かせません。ニンニクや肉・魚などに豊富に含まれ、たんぱく質といっしょにとるのは比較的簡単です。ただし水溶性で、一度にたくさんとっても尿とともに排出されてしまい、体内にためておくことができないので、毎食こまめにとる必要があります。

ビタミンCは、野菜や果物に多く含まれ、コラーゲンの構造をつくるさいに必要なビタミンです。抗酸化作用もあり、たんぱく質などを老化させる活性酸素(物質を酸化する力が非常に強い酸素)の害を抑えます。水溶性で壊れやすく、水や空気に長くさらすだけでどんどん失われるので、毎食、新鮮な野菜や果物からとりましょう。

ビタミンDは、血液中のカルシウムの吸収を助けて骨を丈夫に保つ役割があります。そのほかにも、近年、多くの調査研究からビタミンDの血中濃度と筋肉量に相関があるとわかり、筋肉の合成と関係があるのではと期待されています。体内でつくることのできる唯一のビタミンで、日光を浴びると皮膚で生成されますが、食品では魚に多く含まれ、マイタケやキクラゲなどのキノコ類からもとることができます。油脂になじみやすい脂溶性なので、油といっしょにとると体に吸収されやすくなります。

骨の原料となるカルシウム（Ca）は、マグネシウム（Mg）と連携して、神経の情報伝達や筋肉の収縮・弛緩《しかん》に重要な働きをしており、カルシウム2対マグネシウム1の割合でとるとバランスがいいとされています。カルシウムは乳製品や小魚に、マグネシウムはワカメやナッツ、イワシの丸干しなどに豊富に含まれています。

亜鉛（Zn）は、ふだんあまり意識しない栄養素ですが、不足すると成長ホルモンの働きが悪くなるため、特に子供には重要なミネラルです。また、髪をつくるケラチンの合成にも必要で、肺などで二酸化炭素を排出するために働く炭酸脱水酵素（48ページ参照）の成分でもあります。鉄（Fe）は、血液が酸素を体中に供給するために必須《ひっす》のミネラルです。また、コラーゲンをつくるためにも必要です。亜鉛も鉄も豚レバーや卵黄に多く含まれ、亜鉛はカキなど、鉄はノリ、アサリなどにも多く含まれています。

How?
どのようにとる?

プロテインは牛乳・豆乳に溶かすといい! コーヒーに溶かせば脂肪燃焼を促すカフェインもとれておいしい

粉末のプロテインは水に溶かしてもいいですが、牛乳に溶かすと風味が増しておいしく飲めるだけでなく、牛乳のたんぱく質やミネラルもいっしょにとることができます。牛乳の脂質が気になる人は低脂肪牛乳、牛乳でおなかがゆるくなってしまう人は豆乳に溶かすといいでしょう。プレーンもいいですが、バナナやココアなどのフレーバーをつけたプロテインは牛乳や豆乳との相性も抜群です。

このほか、プロテインはアイスコーヒーに溶かしてもおいしく飲むことができます。さらに、コーヒーに含まれるカフェインには交感神経（心身を活動的にする神経）を刺激し、体脂肪の燃焼が促される効果があります。また、カフェインの覚醒《かくせい》効果で体の反応がよくなるので、筋トレの効果が高まるともいわれています。

ただ、カフェインのとりすぎは頭痛や心拍数の増加、不眠を招くことがあります。日本にはカフェインの摂取量の基準はありませんが、長期にわたって大量にとりつづけると依存症になる恐れもあるので、適度*な量にとどめましょう。

* 欧州食品安全機構（EFSA）はカフェインの摂取安全量を、成人は1回に体重1キロ当たり3ミリグラムまで、1日に体重1キロ当たり5.7ミリグラムまでとしている。［参考］コーヒー1杯のカフェイン量は約60ミリグラム。

コラム

コラーゲンやエラスチンをとっても本当に意味がない？その真相を教えます

「美肌づくりにはコラーゲン」といわれ、美容のためにコラーゲンやエラスチン配合のサプリメントなどを積極的にとっている人もいるでしょう。一方で、「コラーゲンやエラスチンを口から食べても結局アミノ酸に分解されるから、体内で肌の成分になるとはかぎらない」という人もいます。本当のところはどうなのでしょうか。

コラーゲンやエラスチンを摂取すると、ほかのたんぱく質同様、アミノ酸に分解されて体に吸収されるのは確かなことです。したがって、肌にだけ集中的に効くとはいえません。

ただ、製薬会社、化粧品会社などにより、コラーゲンやエラスチンの摂取が肌に及ぼす影響の研究が続いています。

最新の研究によれば、コラーゲンはペプチド（24p 参照）の形でも吸収されることが報告されています。*1 これが全身を巡るうちに、コラーゲンが不足している場所で細胞に働きかけ、コラーゲンをつくる力を高めるという報告もあります。

エラスチンにかんしても、エラスチンのペプチドをマウスに投与する実験で、投与したマウスは、そうでないマウスよりも、コラーゲンのペプチドを摂取したさいに、皮膚の水分量が増えたという報告があります。*2

将来、研究がさらに進めば、肌に特化して効くコラーゲンやエラスチンが開発される可能性もあるかもしれません。

＊1 Yazaki, M. *et al*. Oral Ingestion of Collagen Hydrolysate Leads to the Transportation of Highly Concentrated Gly-Pro-Hyp and Its Hydrolyzed Form of Pro-Hyp into the Bloodstream and Skin. J. Agric. Food Chem. 2017.
＊2 Hayakawa T. *et al*. Effect of porcine arterial elastin peptide to the moisture content of mice skin. 日本畜産学会報 80 (2), 215－222, 2009

第6章

たんぱく質量をひと目で把握！「絶対音感」ならぬ「絶対たんぱく質感」を身につける！食材別高たんぱく食ランキング

主食

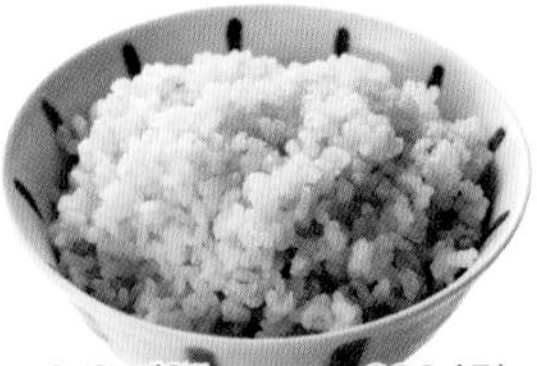

玄米ご飯（150グラム）**228**キロカロリー
たんぱく質 **4.2**グラム

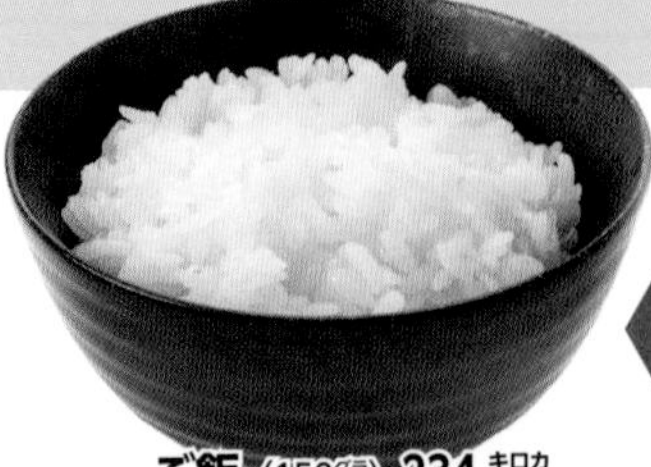

ご飯（150グラム）**234**キロカロリー
たんぱく質 **3.8**グラム

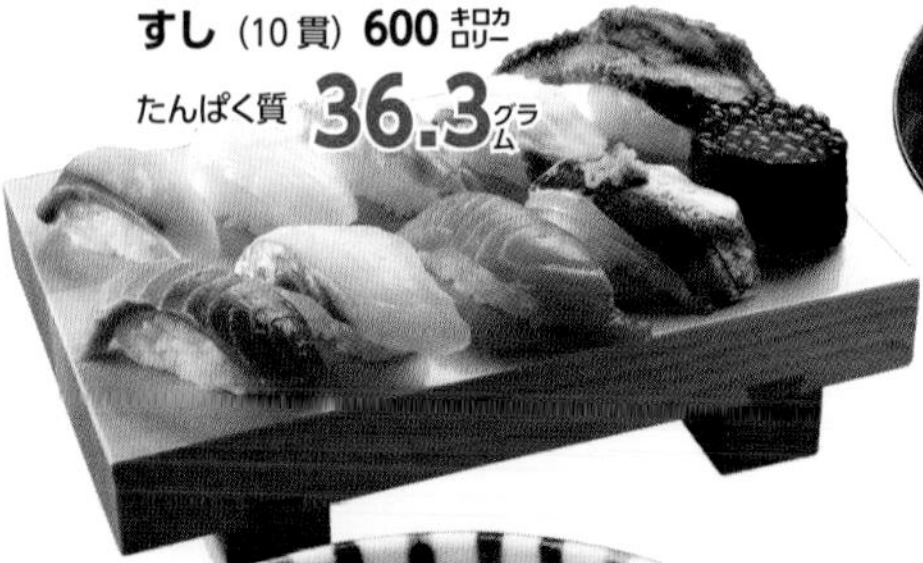

すし（10貫）**600**キロカロリー
たんぱく質 **36.3**グラム

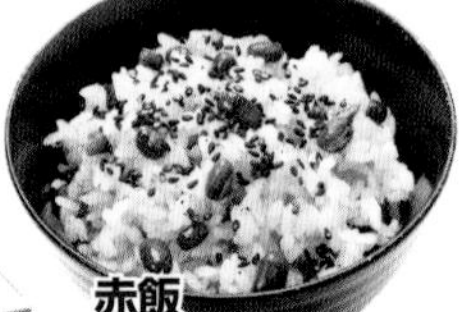

赤飯
（150グラム）**279**キロカロリー
たんぱく質 **6.5**グラム

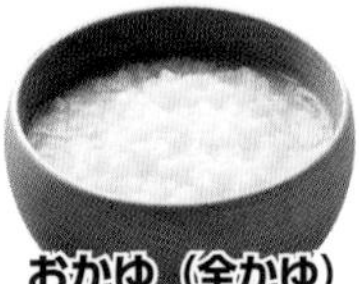

おかゆ（全かゆ）
（250グラム）**163**キロカロリー
たんぱく質 **2.8**グラム

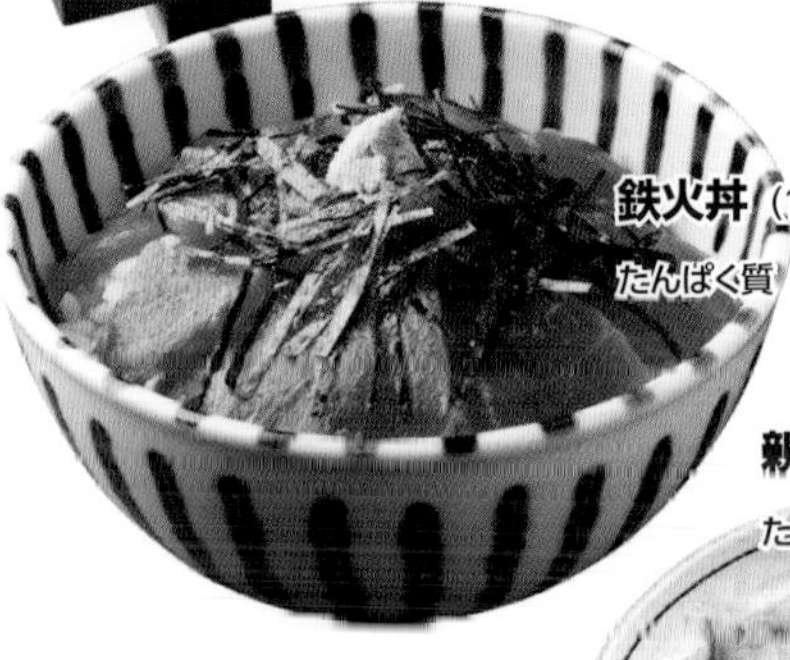

鉄火丼（1人前）**530**キロカロリー
たんぱく質 **28.7**グラム

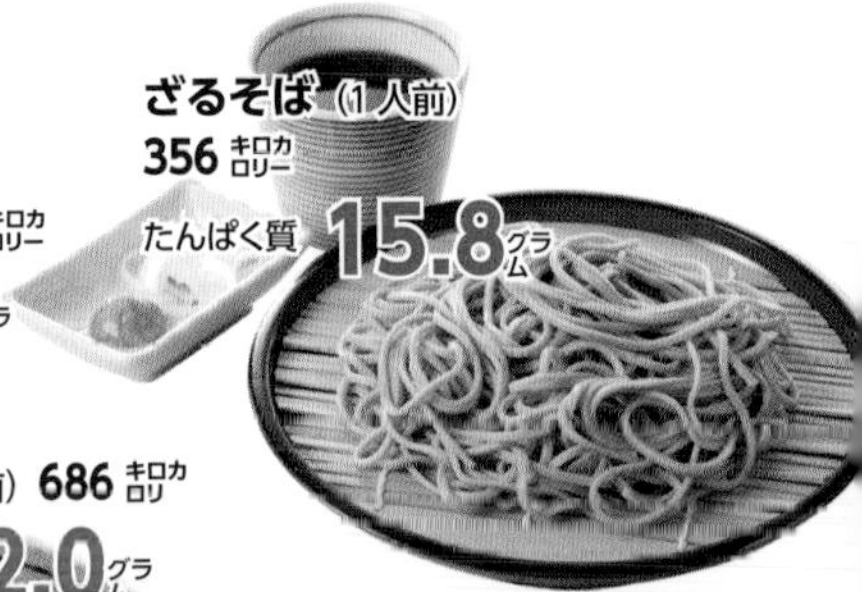

ざるそば（1人前）
356キロカロリー
たんぱく質 **15.8**グラム

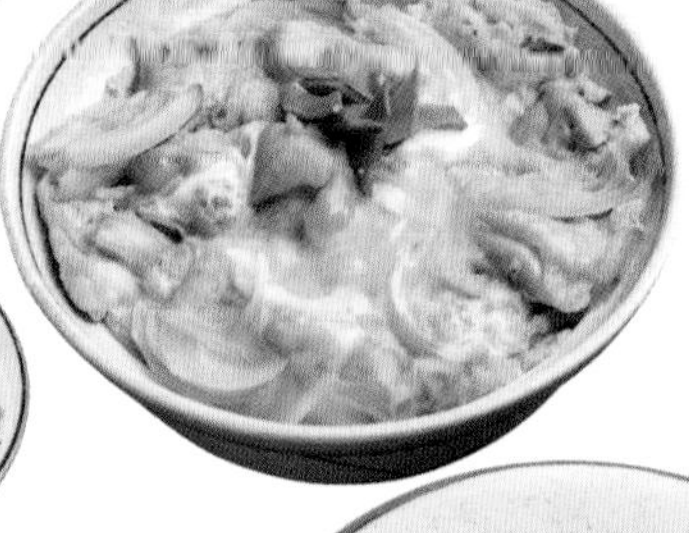

親子丼（1人前）**686**キロカロリー
たんぱく質 **32.0**グラム

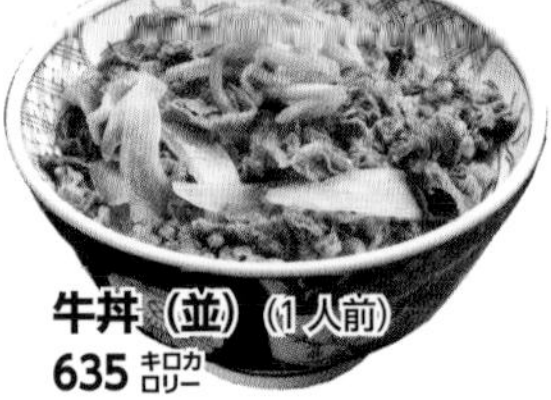

牛丼（並）（1人前）
635キロカロリー
たんぱく質 **20.0**グラム

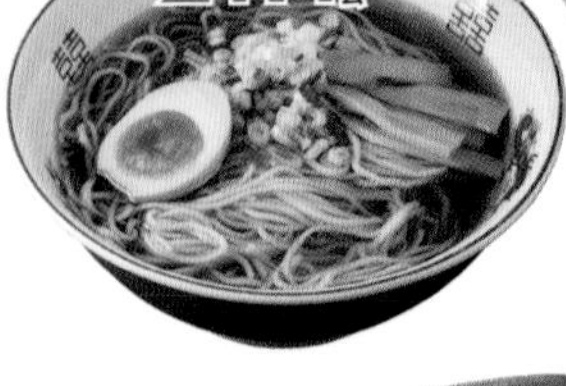

しょうゆラーメン
（1人前）**477**キロカロリー
たんぱく質 **21.4**グラム

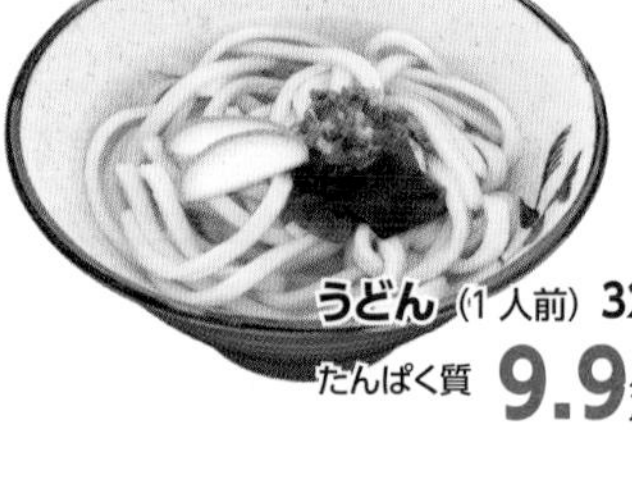

うどん（1人前）**324**キロカロリー
たんぱく質 **9.9**グラム

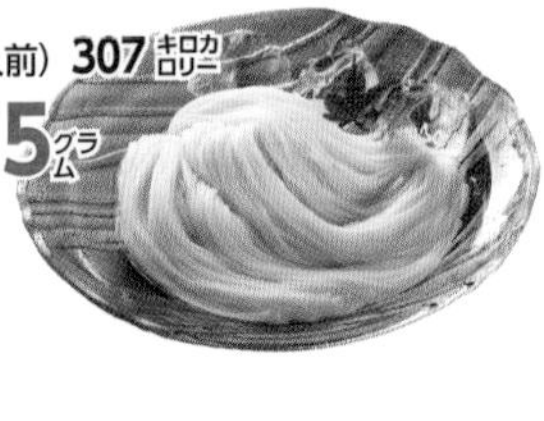

そうめん（1人前）**307**キロカロリー
たんぱく質 **9.5**グラム

各栄養素の量は文部科学省「日本食品標準成分表 2020年版（八訂）」に基づき1人前の量を記載。

料理の栄養素は材料や量により違いがあるため、あくまでも一般的な参考値とお考えください。

正確には各食品の成分表示をご覧ください。

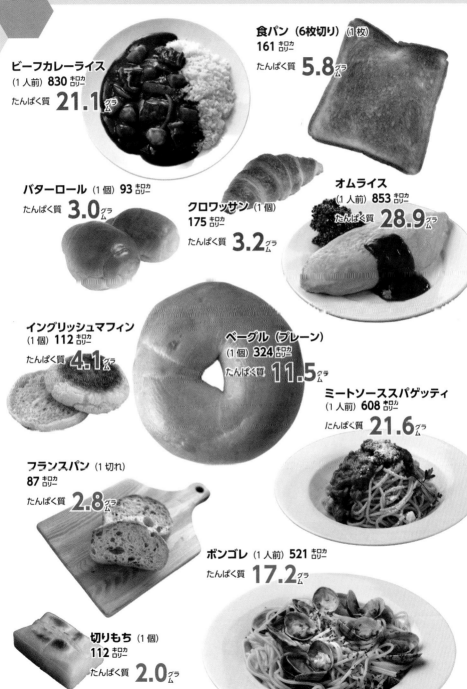

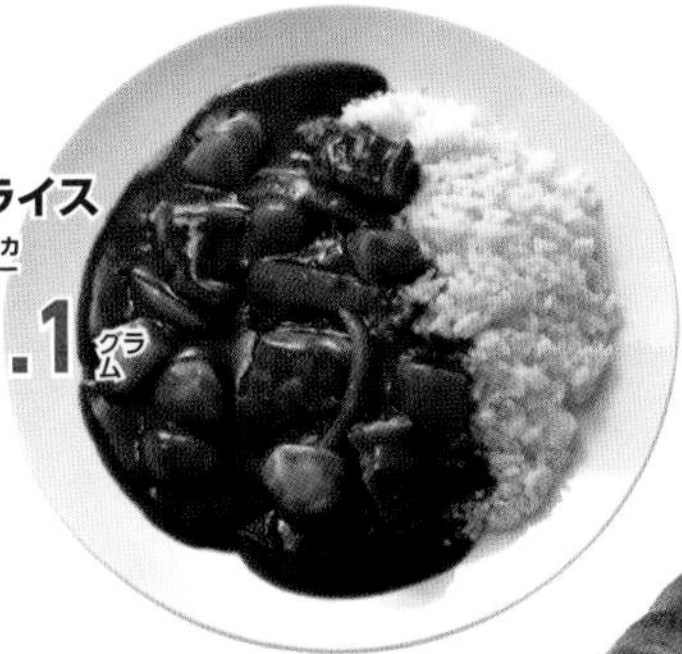

ビーフカレーライス
（1人前）**830**キロカロリー
たんぱく質 **21.1**グラム

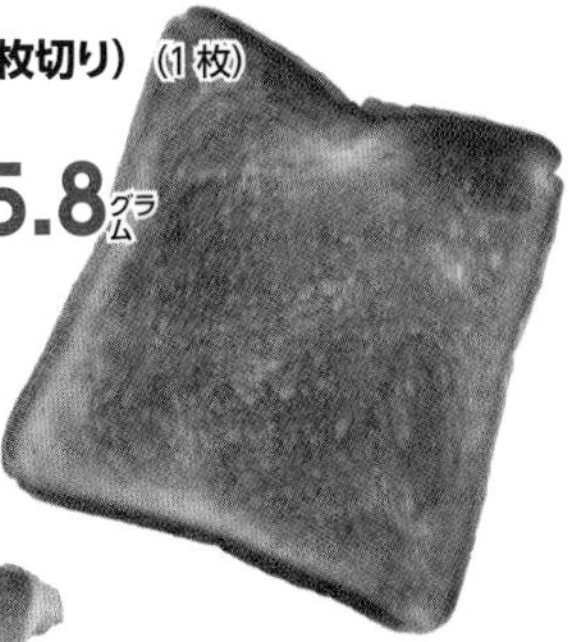

食パン（6枚切り）（1枚）
161キロカロリー
たんぱく質 **5.8**グラム

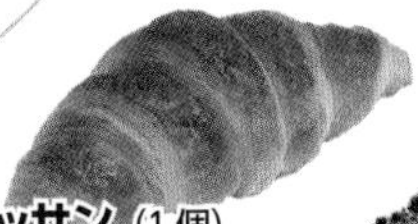

バターロール（1個）**93**キロカロリー
たんぱく質 **3.0**グラム

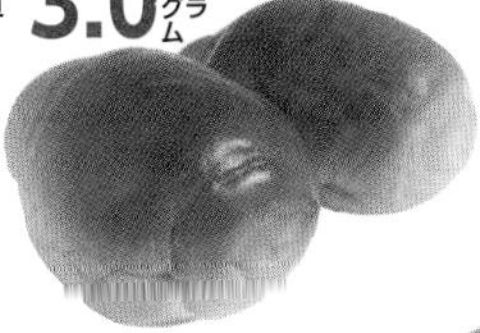

クロワッサン（1個）
175キロカロリー
たんぱく質 **3.2**グラム

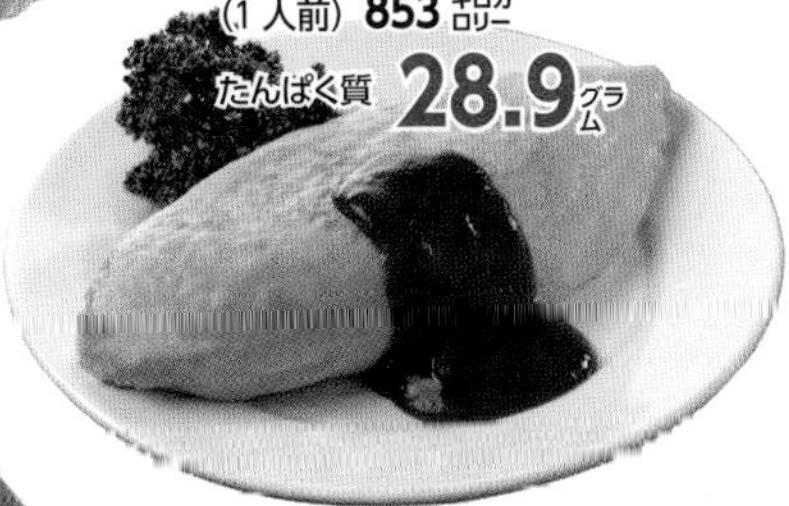

オムライス
（1人前）**853**キロカロリー
たんぱく質 **28.9**グラム

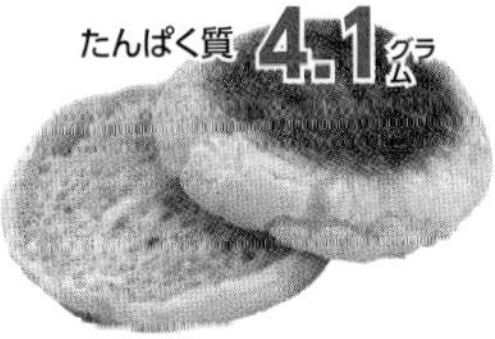

イングリッシュマフィン
（1個）**112**キロカロリー
たんぱく質 **4.1**グラム

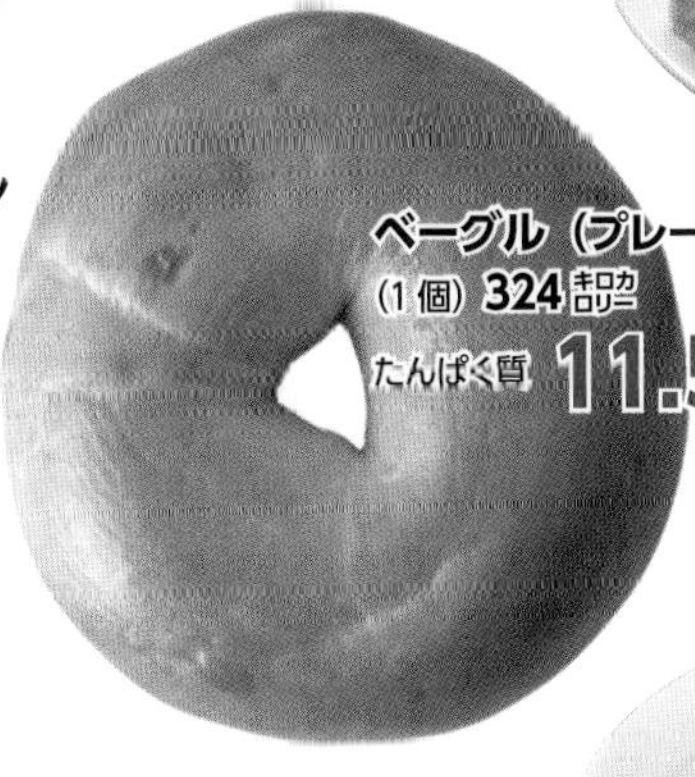

ベーグル（プレーン）
（1個）**324**キロカロリー
たんぱく質 **11.5**グラム

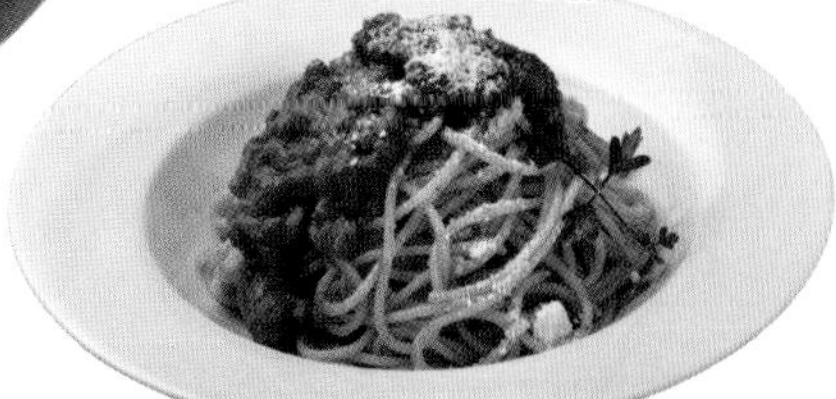

ミートソーススパゲッティ
（1人前）**608**キロカロリー
たんぱく質 **21.6**グラム

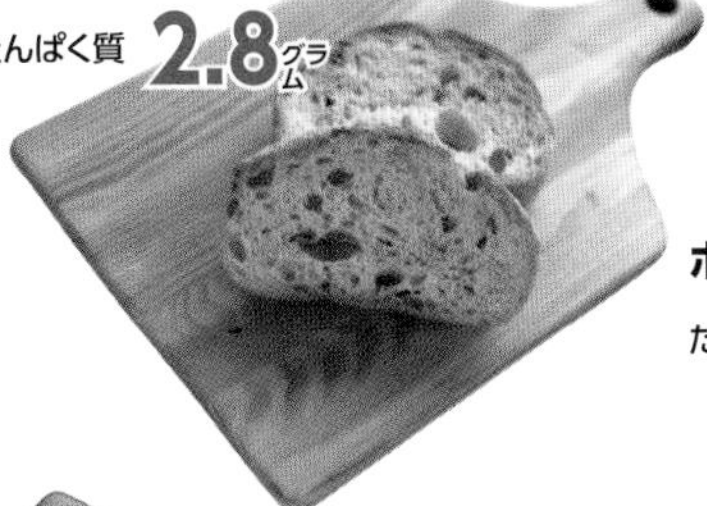

フランスパン（1切れ）
87キロカロリー
たんぱく質 **2.8**グラム

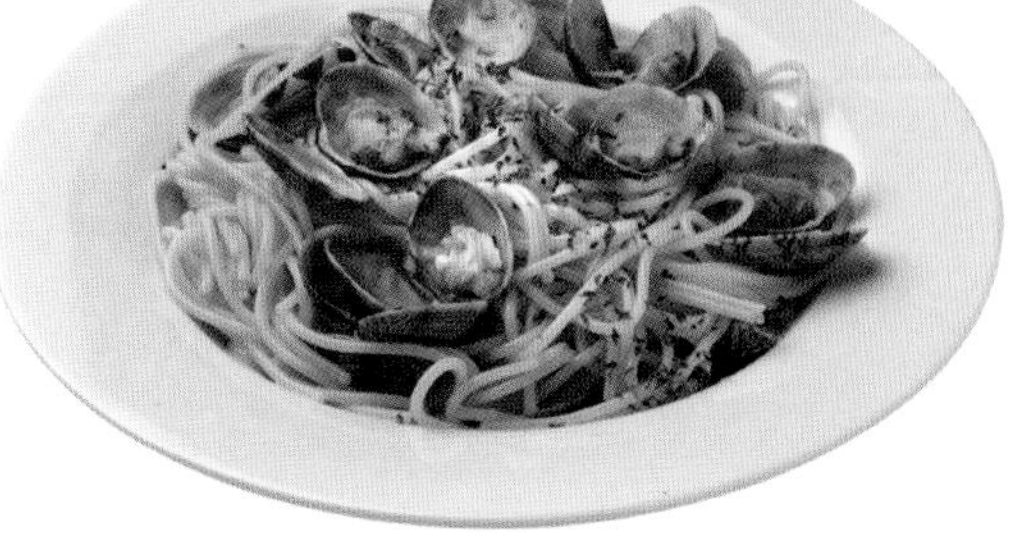

ボンゴレ（1人前）**521**キロカロリー
たんぱく質 **17.2**グラム

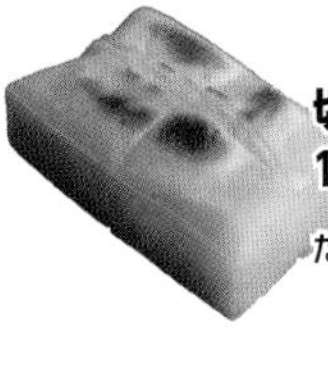

切りもち（1個）
112キロカロリー
たんぱく質 **2.0**グラム

アサリのみそ汁 (1人前) **37** キロカロリー

たんぱく質 **3.4** グラム

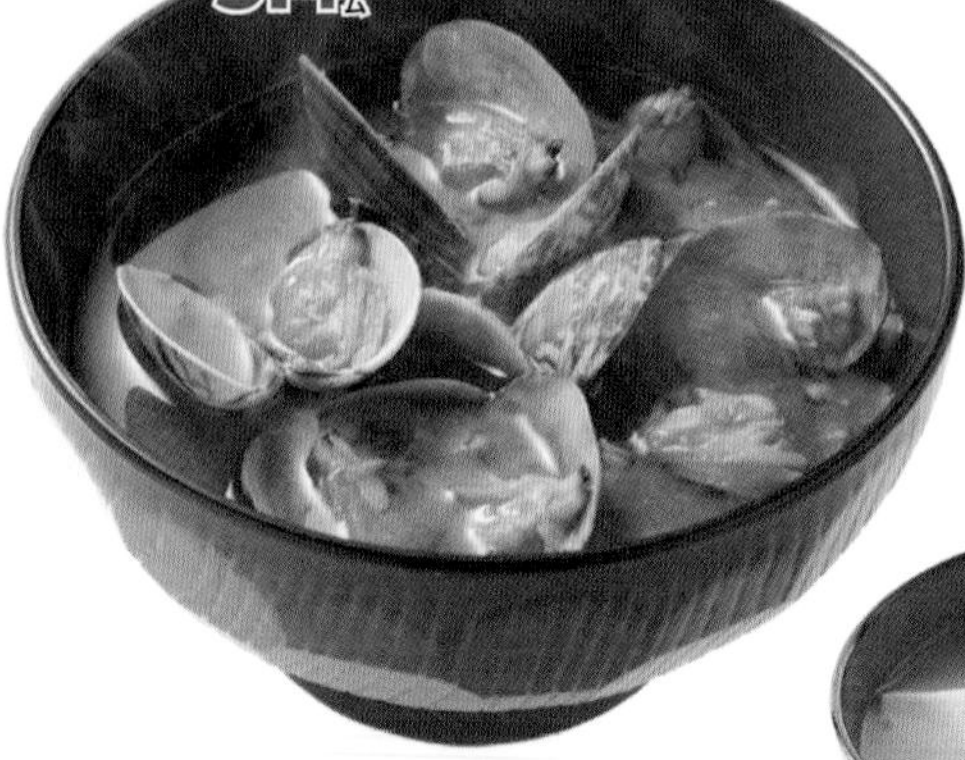

豆腐とワカメのみそ汁 (1人前) **50** キロカロリー

たんぱく質 **3.5** グラム

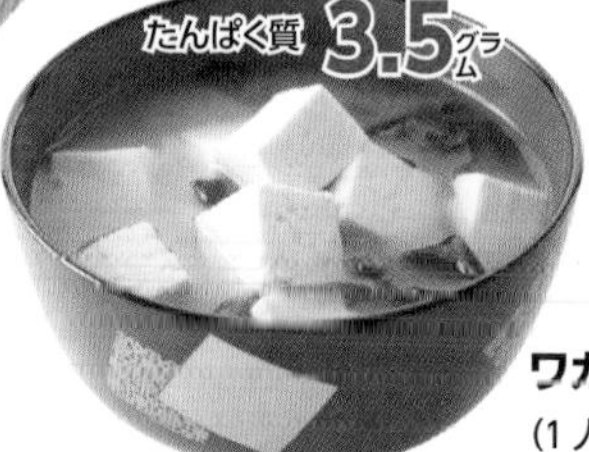

けんちん汁 (1人前) **67** キロカロリー

たんぱく質 **2.3** グラム

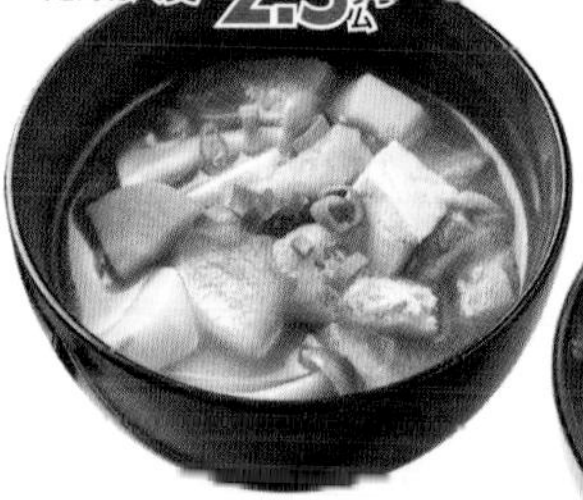

ワカメのみそ汁 (1人前) **35** キロカロリー

たんぱく質 **2.0** グラム

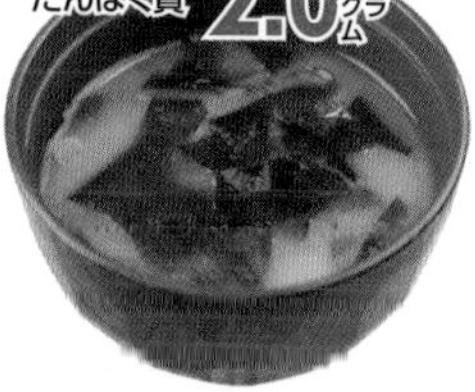

かきたま汁 (1人前) **38** キロカロリー

たんぱく質 **2.9** グラム

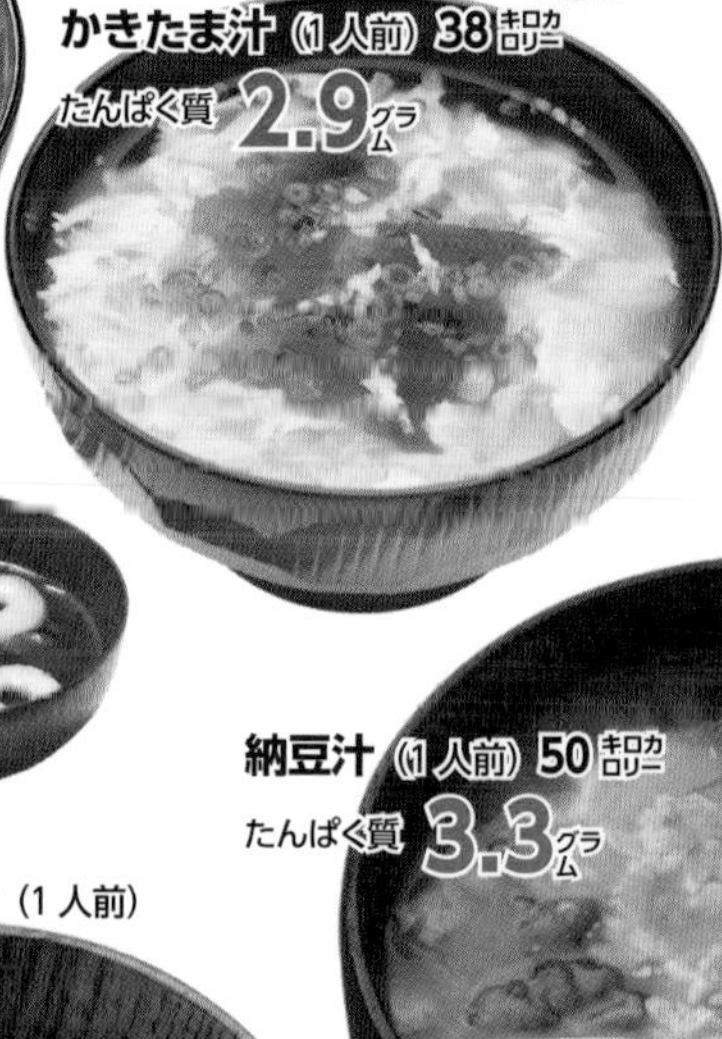

吸い物（インスタント） (1人前) **5** キロカロリー

たんぱく質 **0.4** グラム

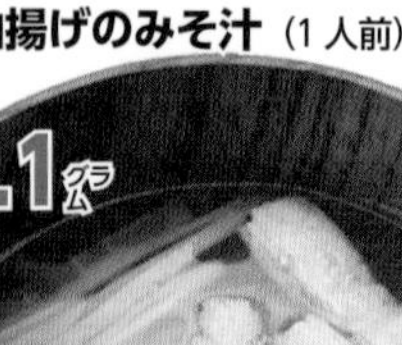

納豆汁 (1人前) **50** キロカロリー

たんぱく質 **3.3** グラム

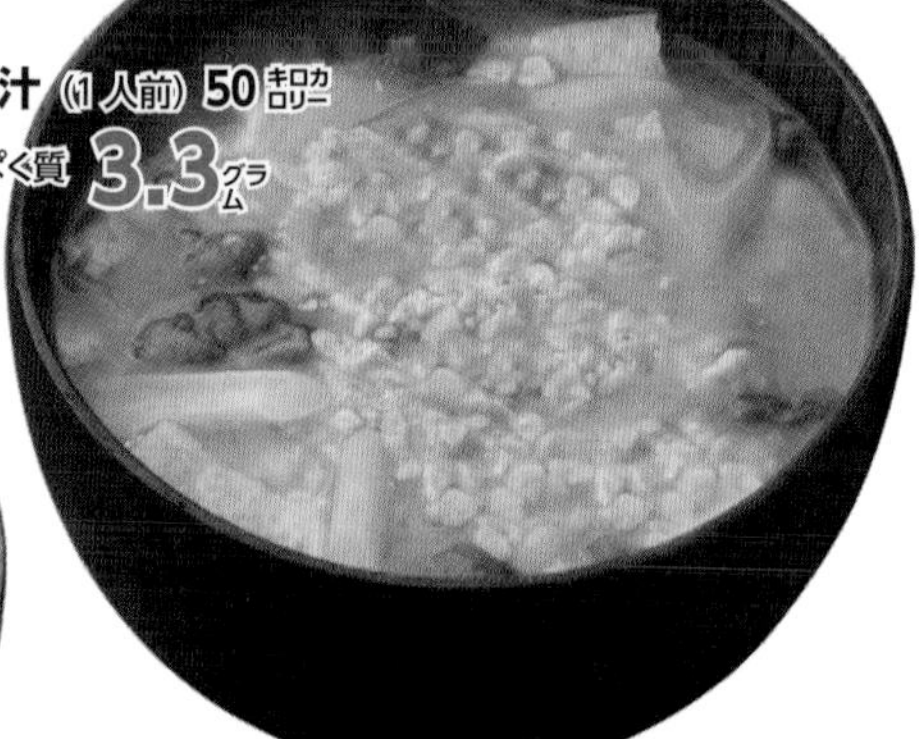

ダイコンと油揚げのみそ汁 (1人前) **45** キロカロリー

たんぱく質 **2.1** グラム

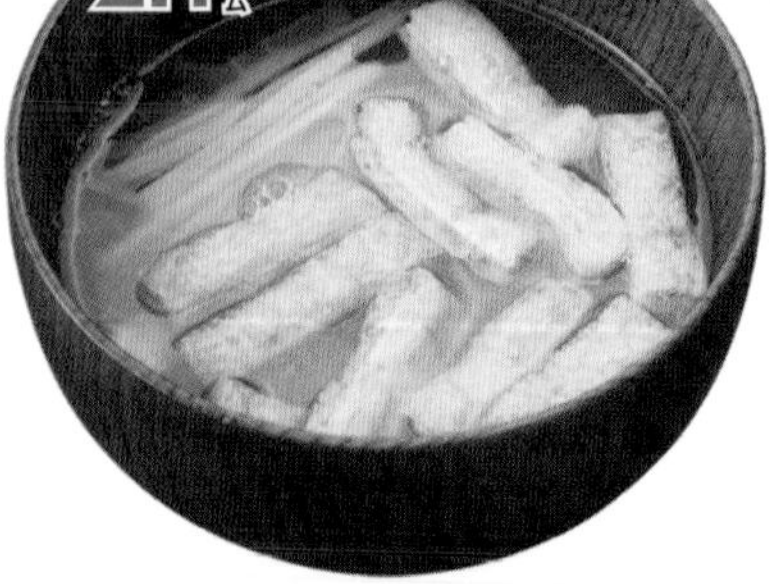

＊ お椀類は1人前 180グラム、スープ類は1人前 150グラムで計算しています。

牛乳 (200ミリリットル) **128**キロカロリー
たんぱく質 **6.9**グラム

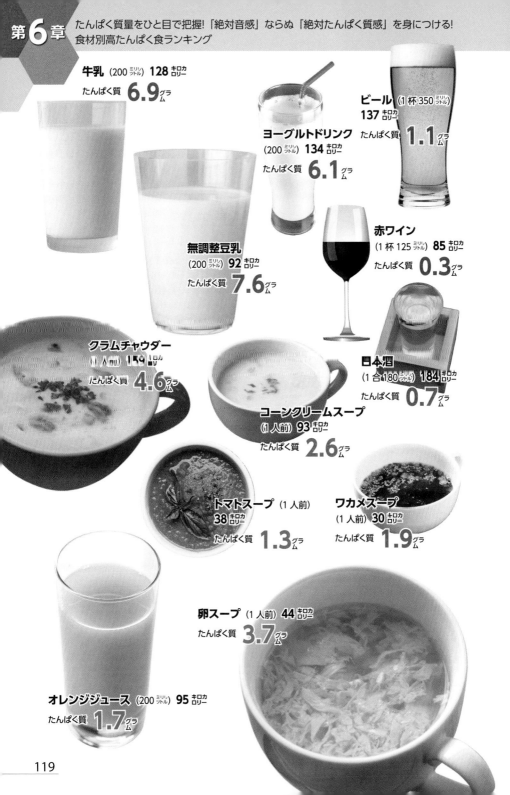

ヨーグルトドリンク
(200ミリリットル) **134**キロカロリー
たんぱく質 **6.1**グラム

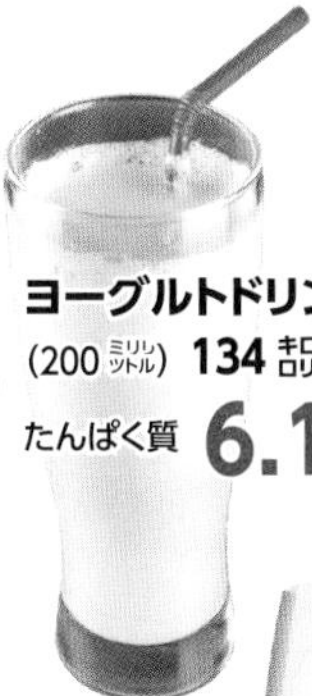

ビール (1杯350ミリリットル)
137キロカロリー
たんぱく質 **1.1**グラム

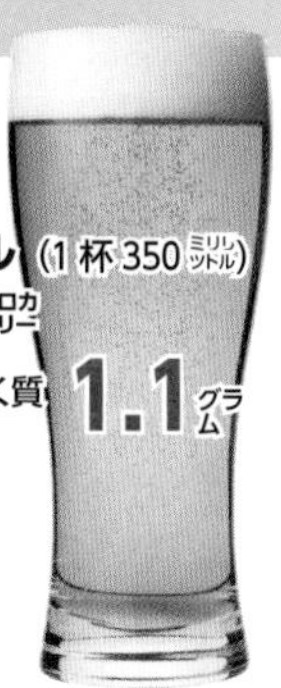

無調整豆乳
(200ミリリットル) **92**キロカロリー
たんぱく質 **7.6**グラム

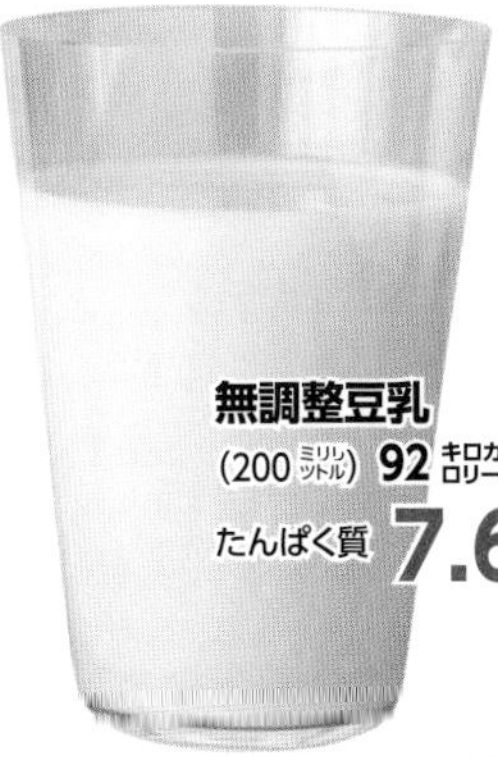

赤ワイン
(1杯125ミリリットル) **85**キロカロリー
たんぱく質 **0.3**グラム

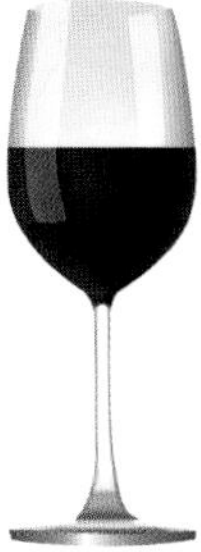

日本酒
(1合180ミリリットル) **184**キロカロリー
たんぱく質 **0.7**グラム

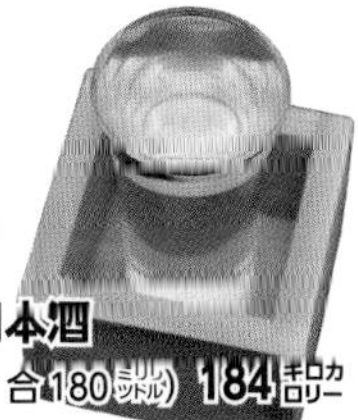

クラムチャウダー
(1人前) **159**キロカロリー
たんぱく質 **4.6**グラム

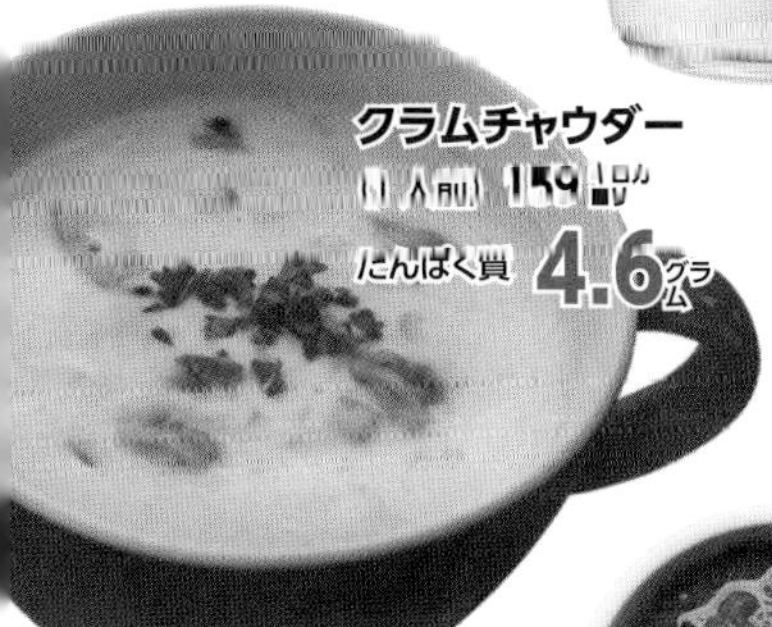

コーンクリームスープ
(1人前) **93**キロカロリー
たんぱく質 **2.6**グラム

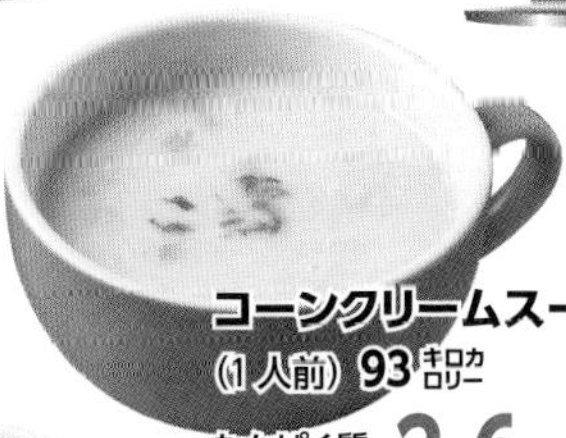

トマトスープ (1人前)
38キロカロリー
たんぱく質 **1.3**グラム

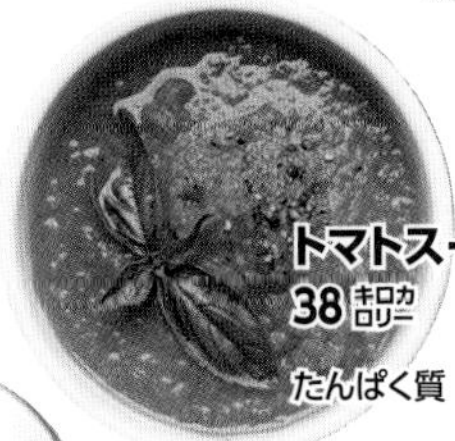

ワカメスープ
(1人前) **30**キロカロリー
たんぱく質 **1.9**グラム

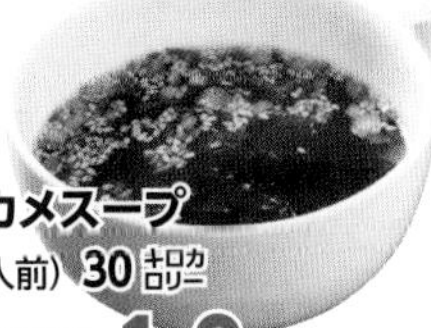

卵スープ (1人前) **44**キロカロリー
たんぱく質 **3.7**グラム

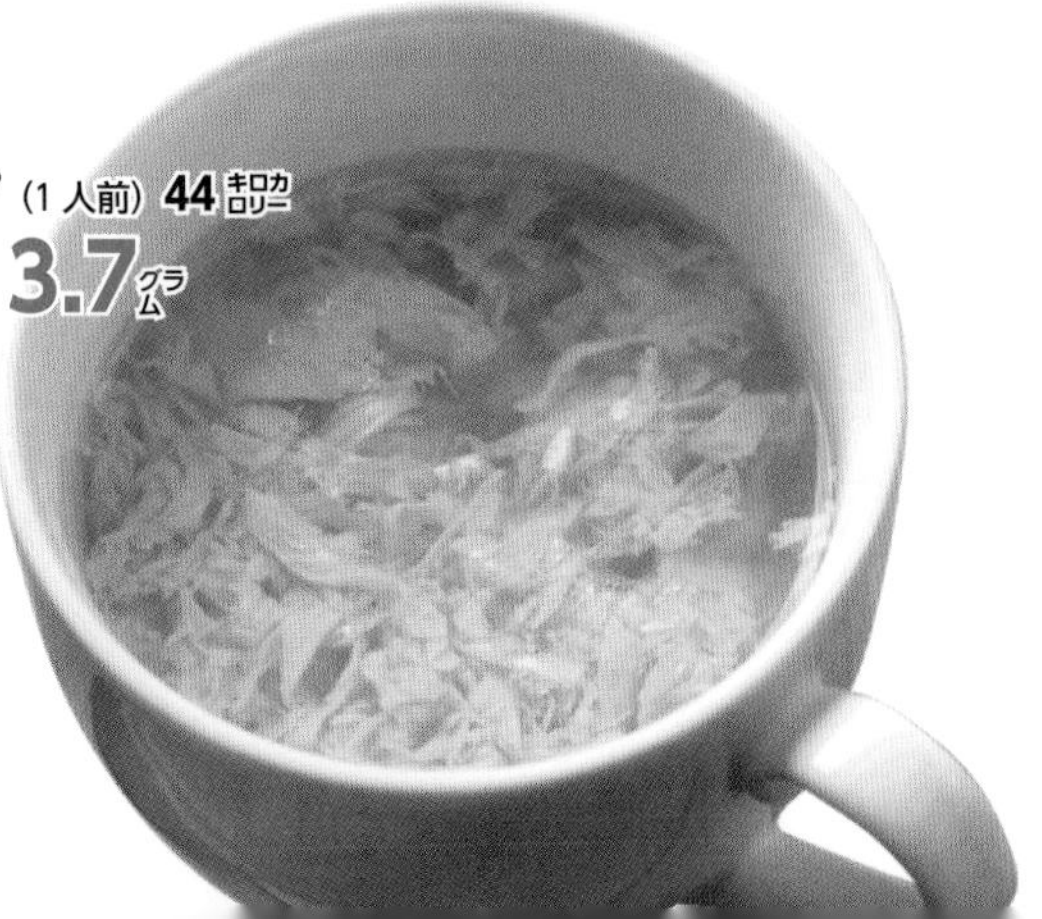

オレンジジュース (200ミリリットル) **95**キロカロリー
たんぱく質 **1.7**グラム

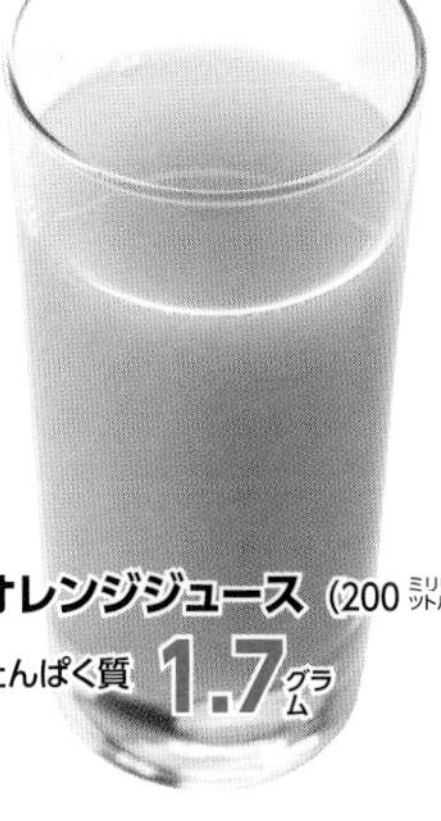

「食材別」たんぱく質ランキング
肉

（100グラム当たり）

	順位	品名	たんぱく質（グラム）	エネルギー（キロカロリー）
牛	1	レバー（生）	**19.6**	119
	2	もも（脂身つき・生）	**19.2**	235
	3	ヒレ（赤身・生）	**19.1**	207
	4	ひき肉（生）	**17.1**	251
	5	ランプ（脂身つき・生）	**15.1**	319
	6	肩ロース（脂身つき・生）	**13.8**	380
	7	タン（生）	**13.3**	318
	8	サーロイン（脂身つき・生）	**11.7**	460
	9	バラ（脂身つき・生）	**11.0**	472
	10	リブロース（脂身つき・生）	**9.7**	514
豚	1	ヒレ（赤身・生）	**22.7**	105
	2	レバー（生）	**20.4**	114
	3	豚足（ゆで）	**20.1**	227
	4	もも（脂身つき・生）	**19.5**	211
	5	肩（脂身つき・生）	**18.3**	224
	5	ロース（脂身つき・生）	**18.3**	275
	6	肩ロース（脂身つき・生）	**17.7**	241
	7	ひき肉（生）	**17.7**	209
	8	バラ（脂身つき・生）	**13.4**	398

（文部科学省「日本食品標準成分表 2020 年版（八訂））」）より。

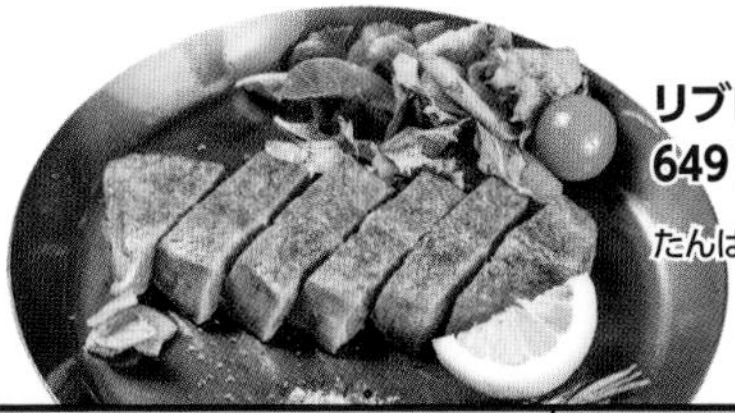

リブロースステーキ（120グラム）
649 キロカロリー
たんぱく質 **17.5**グラム

（100グラム当たり）

	順位	品名	たんぱく質（グラム）	エネルギー（キロカロリー）
鶏	1	ささみ（生）	**23.9**	98
	2	胸肉（皮つき・生）	**21.3**	133
	3	レバー（生）	**18.9**	100
	4	砂肝（生）	**18.3**	86
	5	手羽元（皮つき・生）	**18.2**	175
	6	手羽（皮つき・生）	**17.8**	189
	7	ひき肉（生）	**17.5**	171
	8	手羽先（皮つき・生）	**17.4**	207
	9	もも肉（皮つき・生）	**16.6**	190
	10	軟骨（生）	**12.5**	54
その他の肉	1	クジラ（赤身・生）	**24.1**	100
	2	シカ（赤身・生）	**23.9**	119
	3	馬（赤身・生）	**20.1**	102
	4	ラムもも肉（脂身つき・生）	**20.0**	164
	5	ラム肩肉（脂身つき・生）	**17.1**	206
	6	ラムロース肉（脂身つき・生）	**15.6**	287
肉加工品	1	生ハム（長期熟成）	**25.7**	253
	2	ボンレスハム	**18.7**	115
	3	ロースハム	**18.6**	211
	4	ベーコン	**17.2**	178
	5	ウインナーソーセージ	**11.5**	319

「食材別」たんぱく質ランキング 魚

（100グラム当たり）

	順位	品名	たんぱく質（グラム）	エネルギー（キロカロリー）
魚介類	1	クロマグロ（赤身・生）	**26.4**	115
	2	カツオ（春獲り・生）	**25.8**	108
	3	ベニザケ（生）	**22.5**	127
	4	ヒラメ（養殖・生）	**21.6**	115
	5	ブリ（生）	**21.4**	222
	6	カンパチ（生）	**21.0**	119
	7	シシャモ（生）	**21.0**	152
	8	マダイ（養殖・生）	**20.9**	160
	9	マサバ（生）	**20.6**	211
	10	ホッケ（開き干し・生）	**20.6**	161
	11	サワラ（生）	**20.1**	161
	12	クロマグロ（脂身・生）	**20.1**	308
	13	アマエビ（生）	**19.8**	85
	14	マアジ（生）	**19.7**	112
	15	マイワシ（生）	**19.2**	156
	16	アユ（天然・生）	**18.3**	93
	17	サンマ（生）	**18.1**	287
	18	スルメイカ（生）	**17.9**	76
	19	アユ（養殖・生）	**17.8**	138
	20	キンメダイ（生）	**17.8**	147

サンマ塩焼き（1匹）**225**キロカロリー
たんぱく質 **18.6**グラム

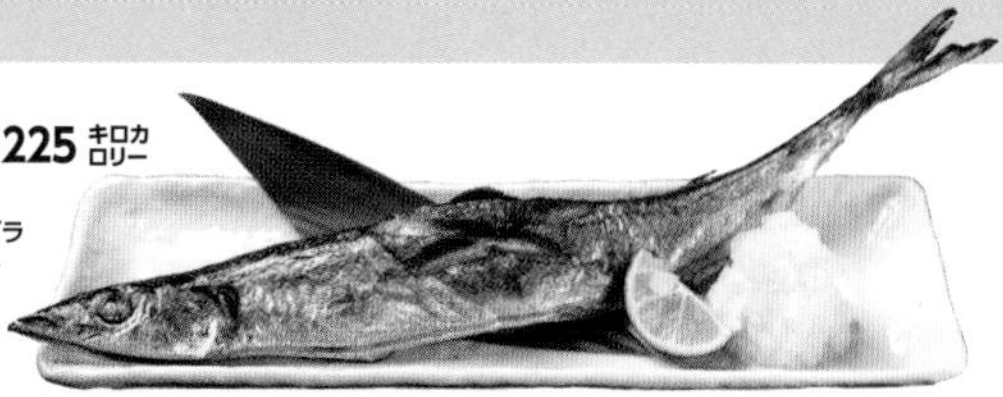

（100グラム当たり）

	順位	品名	たんぱく質（グラム）	エネルギー（キロカロリー）
魚介類	21	マダラ（生）	**17.6**	72
	22	アナゴ（生）	**17.3**	146
	23	ウナギ（養殖・生）	**17.1**	228
	24	タコ（生）	**16.4**	70
	25	シラス（生）	**15.0**	67
	26	ホタテ（生）	**13.5**	66
	27	カキ（生）	**6.9**	58
	28	アサリ（生）	**6.0**	27
魚介類加工品	1	イクラ	**32.6**	252
	2	さつまあげ	**12.5**	135
	3	かまぼこ	**12.0**	93
	4	魚肉ソーセージ	**11.5**	158
	5	はんぺん	**9.9**	93

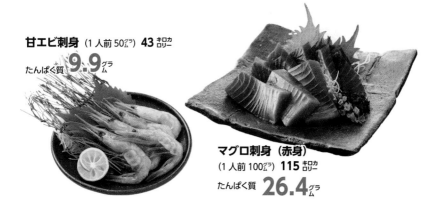

甘エビ刺身（1人前50グラム）**43**キロカロリー
たんぱく質 **9.9**グラム

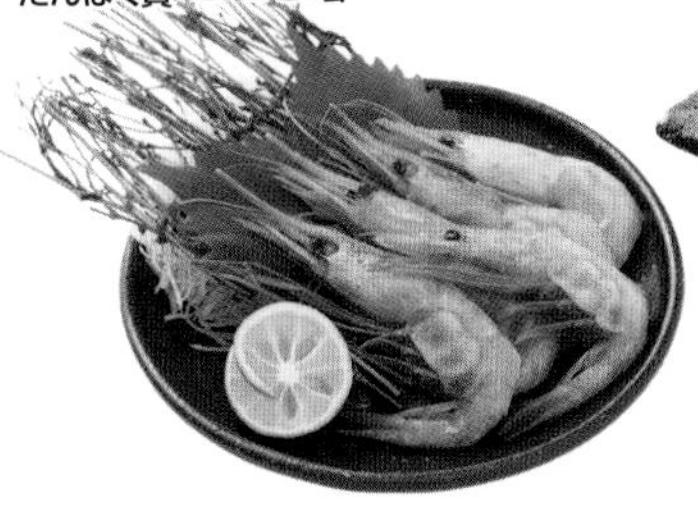

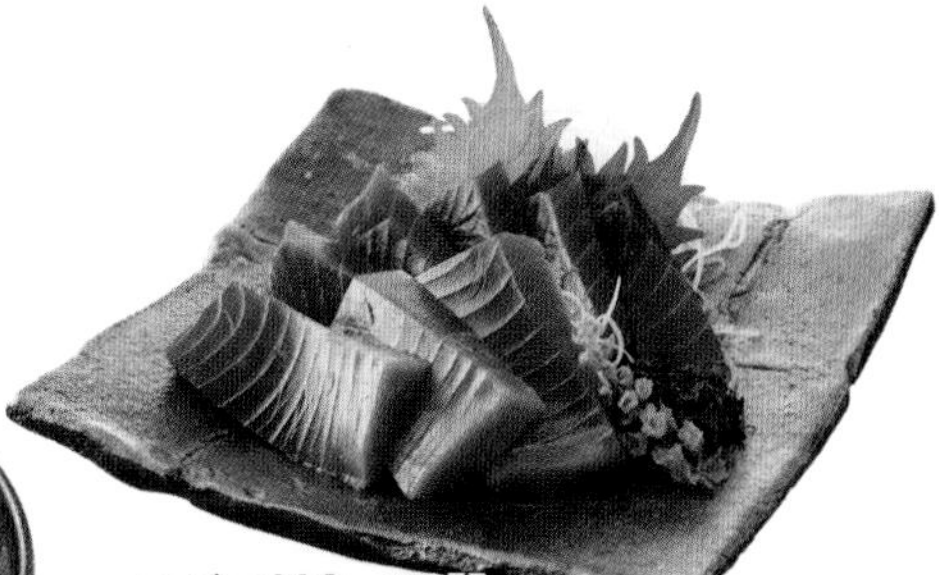

マグロ刺身（赤身）
（1人前100グラム）**115**キロカロリー
たんぱく質 **26.4**グラム

「食材別」たんぱく質ランキング
卵・乳製品

(100グラム当たり)

	順位	品名	たんぱく質(グラム)	エネルギー(キロカロリー)
卵	1	ウズラ卵(生)	**12.6**	157
	2	卵(生)	**12.2**	142
	3	だし巻き卵	**11.0**	123
	4	厚焼き卵	**10.5**	146
	5	卵豆腐	**6.5**	76
乳製品(豆乳含む)	1	パルメザンチーズ	**44.0**	445
	2	チェダーチーズ	**25.7**	390
	3	プロセスチーズ	**22.7**	313
	4	カマンベールチーズ	**19.1**	291
	5	ブルーチーズ	**18.8**	326
	6	カテージチーズ	**13.3**	99
	7	クリームチーズ	**8.2**	313
	8	ヨーグルト(加糖)	**4.3**	65
	9	ヨーグルト(プレーン)	**3.6**	56
	10	豆乳(無調整)	**3.6**	44
	11	牛乳	**3.3**	61
	12	豆乳(調整)	**3.2**	63
	13	飲むヨーグルト	**2.9**	64
	14	乳酸菌飲料	**1.1**	64

「食材別」たんぱく質ランキング
豆類・缶詰

（100グラム当たり）

	順位	品名	たんぱく質（グラム）	エネルギー（キロカロリー）
豆類	1	炒り大豆（青大豆）	**37.7**	425
	2	きなこ（脱皮大豆）	**37.5**	456
	3	油揚げ（生）	**23.4**	377
	4	ひよこ豆（全粒・乾）	**20.0**	336
	5	ひきわり納豆	**16.6**	185
	6	糸引き納豆	**16.5**	190
	7	厚揚げ	**10.7**	143
	8	豆腐（木綿）	**7.0**	73
	9	おから（生）	**6.1**	88
	10	豆腐（絹）	**5.3**	56
缶詰	1	サバ缶詰（水煮）	**20.9**	174
	2	イワシ缶詰（水煮）	**20.7**	168
	3	アサリ缶詰（水煮）	**20.3**	102
	4	ホタテ缶詰（水煮）	**19.5**	87
	5	ズワイガニ缶詰（水煮）	**16.3**	69
	6	大豆缶詰（水煮）	**12.9**	124

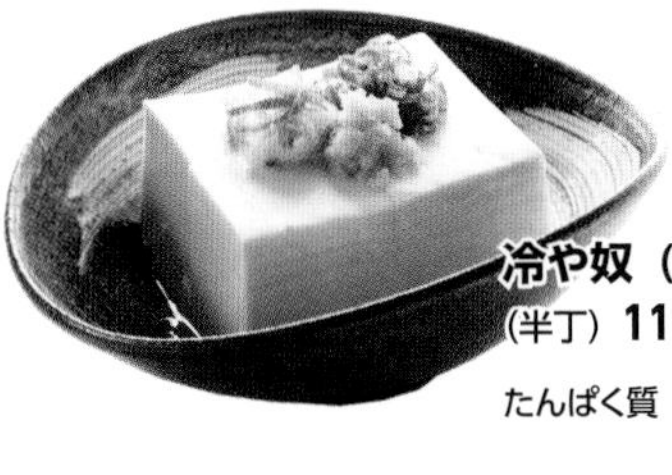

冷や奴（木綿）
（半丁）**110** キロカロリー
たんぱく質 **10.5** グラム

納豆（1人前）**95** キロカロリー
たんぱく質 **8.3** グラム

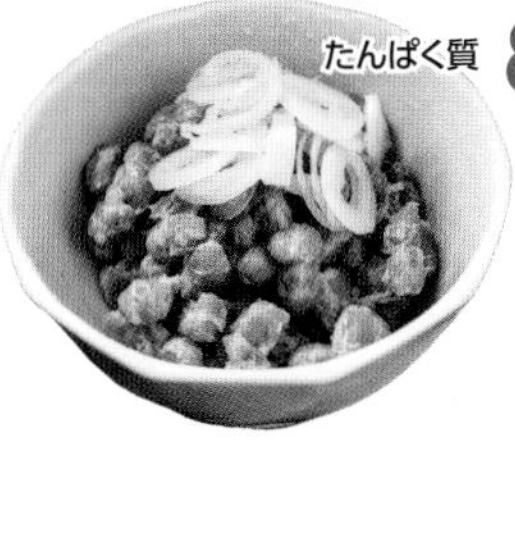

「食材別」たんぱく質ランキング
一品料理

（100グラム当たり）

順位	品名	たんぱく質（グラム）	エネルギー（キロカロリー）
1	ビーフジャーキー	**54.8**	304
2	鶏の唐揚げ（もも・皮つき）	**24.2**	307
3	とんかつ（ロース・脂身つき）	**22.0**	429
4	アジフライ	**20.1**	270
5	焼き豚	**19.4**	166
6	スモークタン	**18.1**	273
7	エビフライ	**15.9**	236
8	チキンナゲット	**15.5**	235
9	ハンバーグ	**13.4**	197
10	イカフライ	**13.3**	227
11	しゅうまい	**9.1**	191
12	カキフライ	**7.6**	256
13	餃子	**6.9**	209

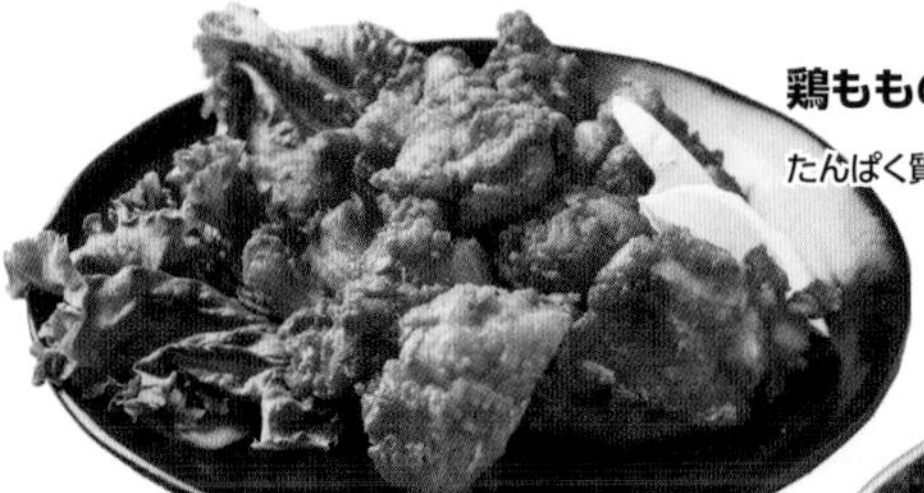

鶏ももの唐揚げ（1個）**95**キロカロリー
たんぱく質 **7.5**グラム

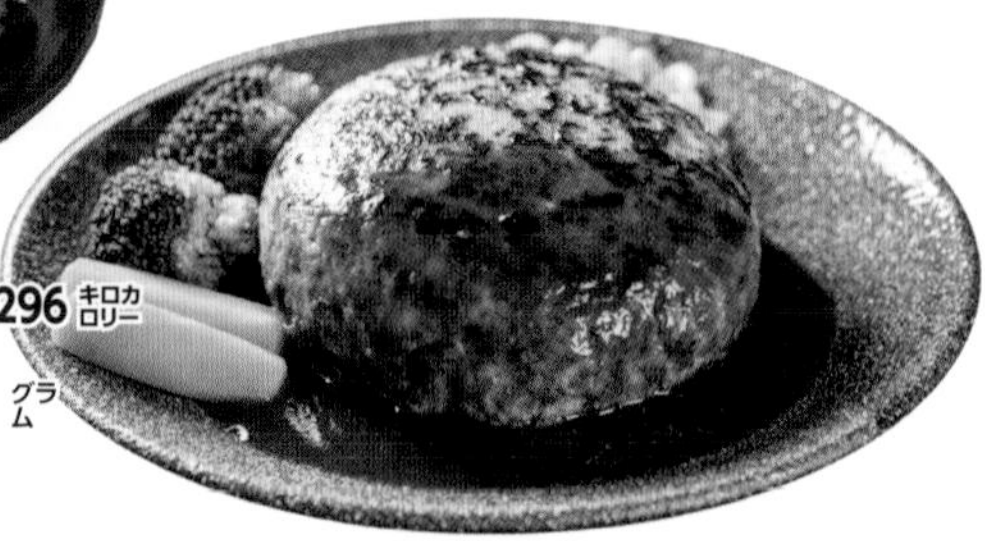

ハンバーグ（1個）**296**キロカロリー
たんぱく質 **20.1**グラム

「食材別」たんぱく質ランキング
菓子類

（100グラム当たり）

順位	品名	たんぱく質（グラム）	エネルギー（キロカロリー）
1	ベイクドチーズケーキ	8.5	299
2	カステラ	7.1	312
3	ショートケーキ（果実なし）	6.9	318
3	ミルクチョコレート	6.9	551
5	どら焼き	6.6	292
6	サブレ	6.1	459
7	シュークリーム	6.0	223
8	もなか（こしあん）	4.9	277
9	ポテトチップス	4.7	541
10	練りようかん	3.6	289

ベイクドチーズケーキ
（1ピース）**269** キロカロリー
たんぱく質 **7.7** グラム

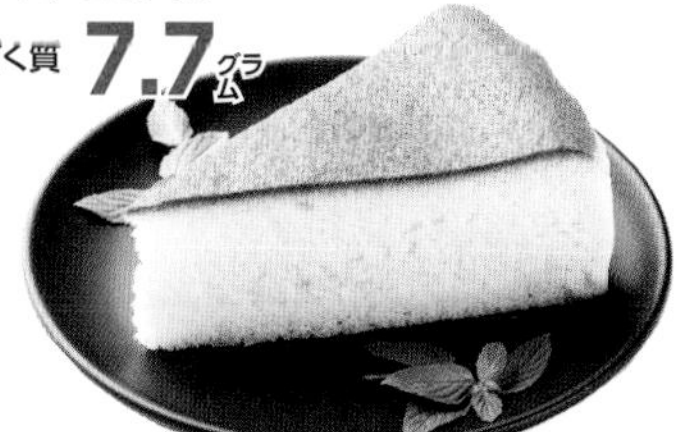

どら焼き（1個）**292** キロカロリー
たんぱく質 **6.6** グラム

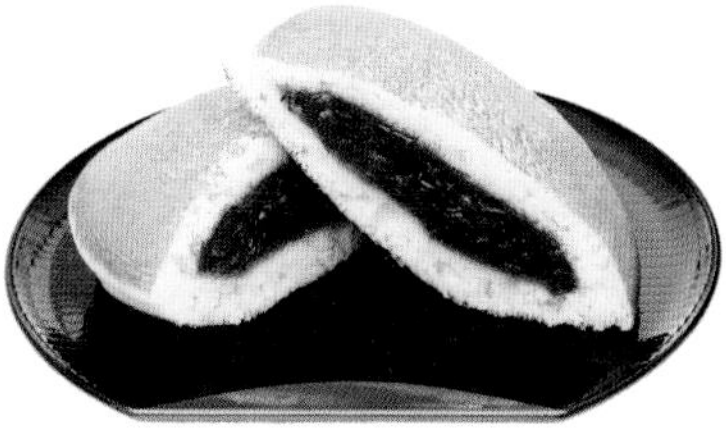

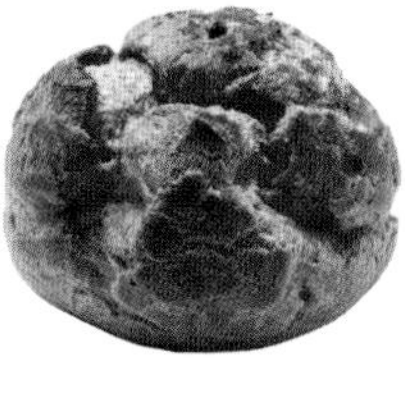

シュークリーム（1個）**223** キロカロリー
たんぱく質 **6.0** グラム

コラム

貧血の原因はたんぱく質不足かも!? ヘモグロビンがつくれない!

貧血は、血液中の赤血球が少ない、つまり「血が薄い」状態です。赤血球は体のすみずみに酸素を運ぶ働きをしているため、貧血になると体全体が酸素不足になり、血色の悪さ、立ちくらみ、疲れやすい、だるい、息切れ、冷えといった症状が現れます。貧血の原因として最も多いのは鉄が不足して起こるもので、これを「鉄欠乏性貧血」といいます。

鉄は、赤血球の主成分「ヘモグロビン」をつくるために欠かせません。鉄は体内にある微量金属の中で最も多く、そのうちの60～70%は赤血球中のヘモグロビンに含まれています。残り30～40%は肝臓や骨髄《こつずい》などに蓄えられていて、鉄不足になると血液に溶け出て、不足分を補うしくみがあります。貧血と診断されたときは、すでにこの蓄えが乏しくなった状態といえます。

実は鉄不足以外に、たんぱく質不足も貧血を招きます。そもそもヘモグロビンとは、「ヘム(鉄)」と「グロビン(たんぱく質)」が結びついてできたたんぱく質のことです。ヘモグロビンをつくるには、鉄だけでなくたんぱく質も必要なのです。

食品からとることのできる鉄には、肉・魚などに多く体に吸収されやすい「ヘム鉄」と、野菜や海藻、貝類などに多く吸収されにくい「非ヘム鉄」があります。肉や魚はヘム鉄とたんぱく質を同時にとれ、貧血予防に最適な食材です。

さらにたんぱく質には、非ヘム鉄を吸収しやすくするという働きもあります。吸収されにくい野菜などの鉄分も、たんぱく質豊富な食品とともにとれば吸収率がアップし、いっそう貧血予防につながるのです。

第7章

1食20グラム摂取を簡単クリア！
低カロリー・低脂質なのに
すごくおいしい
「高たんぱく食レシピ」
厳選20

鶏肉・豚肉・牛肉・魚介・大豆・乳製品・卵など「高たんぱく食材」で作る「1食20グラムらくらく摂取メニュー」

自宅でたんぱく質が豊富な献立づくりに活躍するのは鶏肉・豚肉・牛肉・魚介・大豆・乳製品・卵といった高たんぱく食材ですが、調理のさいは、肉ならできるだけ脂質の少ない部位（鶏肉なら胸肉やささみ、豚肉や牛肉なら赤身肉など）を選んだり、揚げ物をするなら衣を薄めにしたりして、カロリーを抑える工夫が必要でしょう。また、生から調理すると手間がかかる魚や大豆も、缶詰や蒸し大豆を利用すれば、毎日のメニューにらくに取り入れることができます。

高たんぱくメニューを日常的に続けるには、食事にバリエーションを持たせ、食べる楽しみや、満腹感を得ることが大切です。次ページから紹介するメニューは、どれも簡単に作れて、しかもたんぱく質たっぷりです。ボリューム満点で大満足のチャーハンやステーキ、淡泊なささみを飽きずに食べられるつけだれ、今話題の低脂質で高たんぱくの食材「大豆ミート」を使ったレシピもあるので、ぜひ参考にしてください。

料理・レシピ・栄養計算・写真／早崎知代（epicy）

鶏ささみのカレー風炊き込みご飯

肉

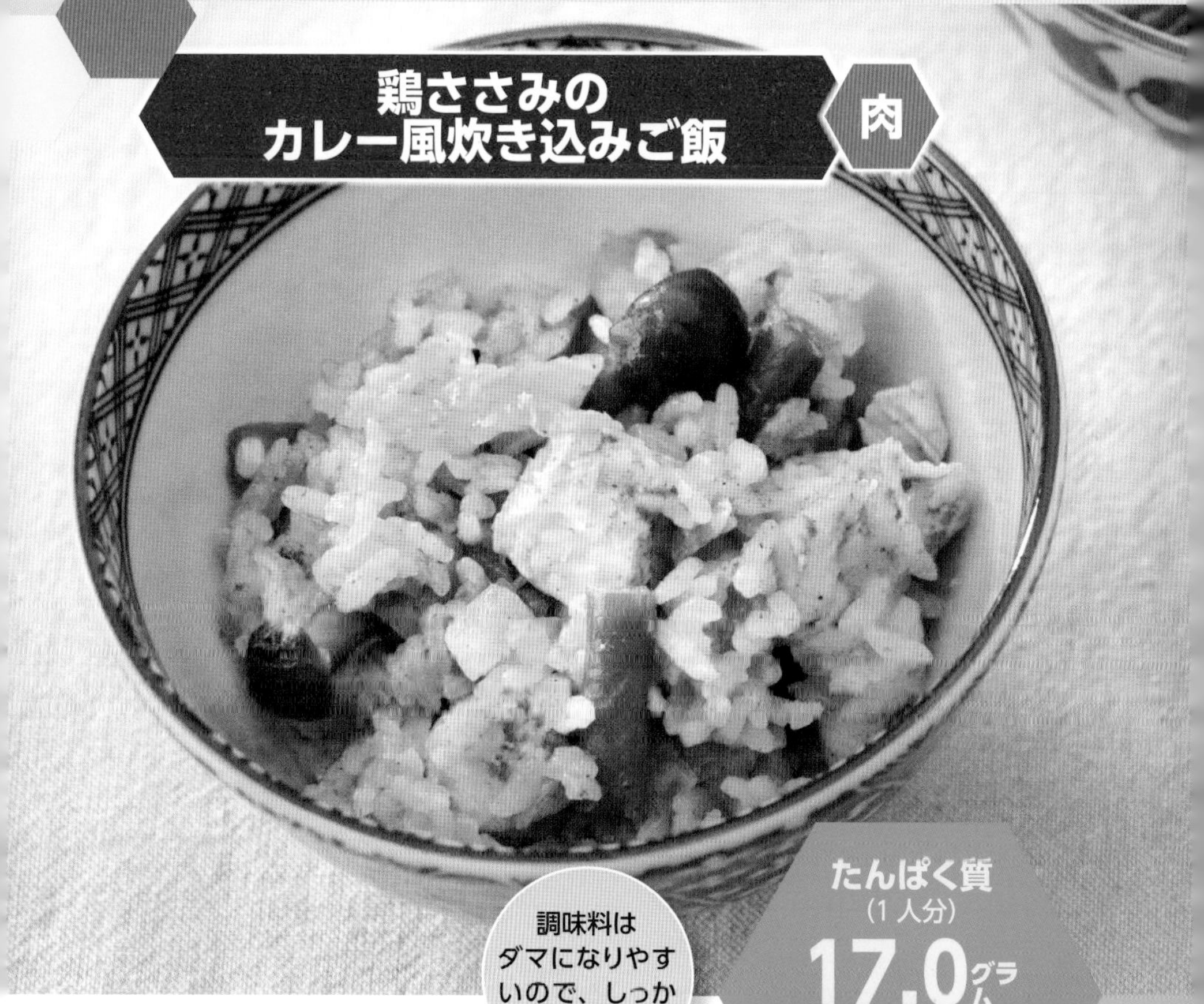

調味料はダマになりやすいので、しっかりまぜること。

たんぱく質
(1人分)
17.0グラム

カロリー **240**キロカロリー
脂質 **1**グラム
炭水化物 **42.1**グラム

【材料（3杯分）】
米　1合
鶏ささみ 3本（160グラム）
ブナシメジ　30グラム
サヤインゲン　3本
タマネギ 1/12個

〈A〉（調味料）
カレー粉　小さじ1.5
顆粒コンソメ　小さじ1
しょうゆ　大さじ1

【下準備】
・米は洗ってざるに上げる。
・鶏ささみはすじを取り、2センチ角に切る。
・タマネギは粗みじん切りに。
・サヤインゲンは両側のすじを取り2センチの長さに切る。
・ブナシメジは小房に分ける。

❶炊飯器に米を入れ、1合の目盛りまで水を加え、〈A〉の調味料を加え、よくまぜる。

❷❶に鶏ささみ、タマネギ、サヤインゲン、ブナシメジを加え、さっくりとまぜ、そのまま炊く。

❸炊き上がったら全体をまぜる。

レンチン鶏ささみの和え物 4種

肉

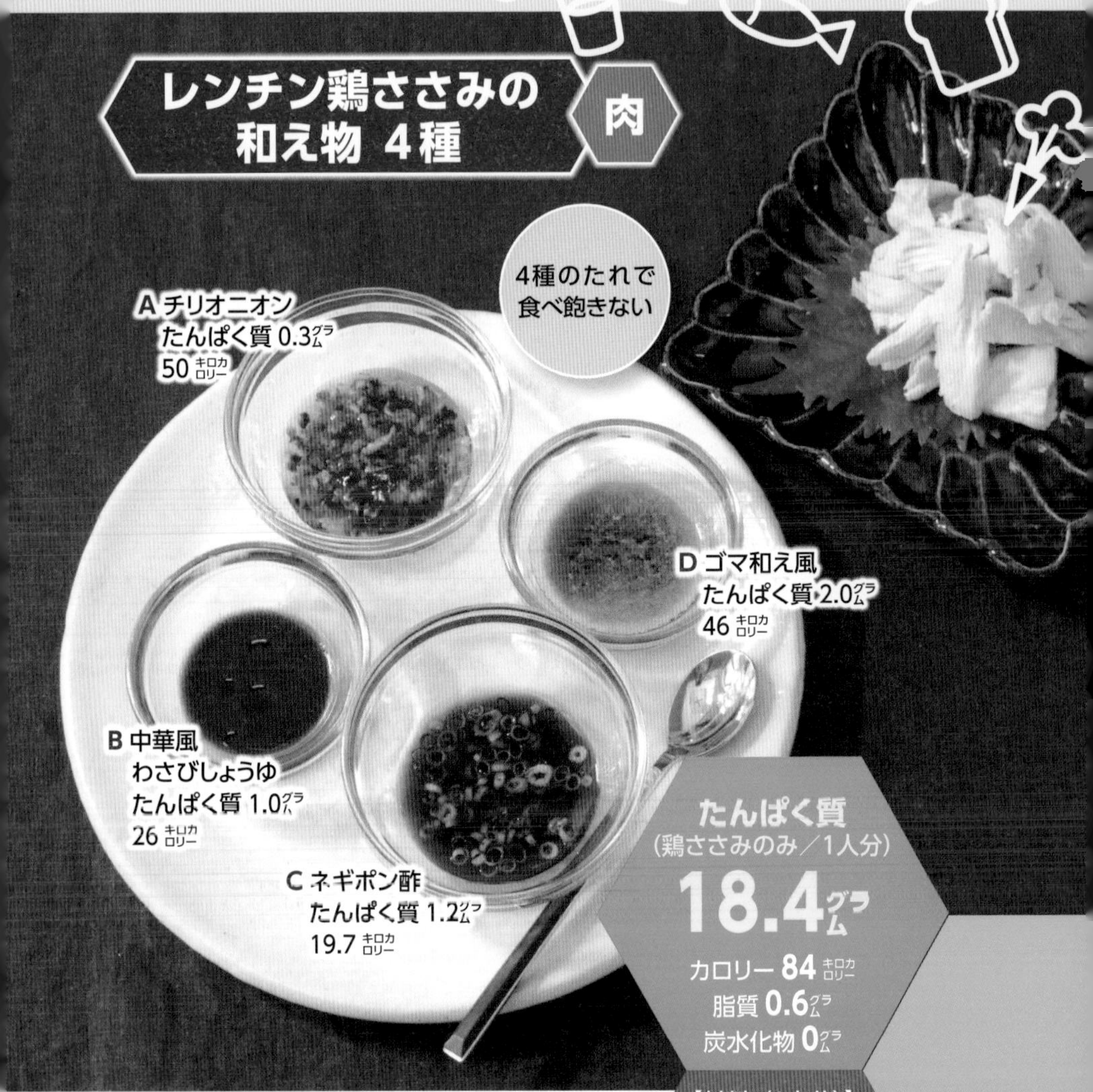
4種のたれで食べ飽きない
A チリオニオン
たんぱく質 0.3グラム
50 キロカロリー
D ゴマ和え風
たんぱく質 2.0グラム
46 キロカロリー
B 中華風
わさびしょうゆ
たんぱく質 1.0グラム
26 キロカロリー
C ネギポン酢
たんぱく質 1.2グラム
19.7 キロカロリー

たんぱく質
（鶏ささみのみ／1人分）
18.4グラム

カロリー **84** キロカロリー
脂質 **0.6**グラム
炭水化物 **0**グラム

❶鶏ささみ（80グラム）はすじを取り、耐熱容器に入れ、酒を少々振りかけてラップをし、電子レンジ 600ワットで 1 分加熱する。

❷冷めたら食べやすい大きさに手でさく。

❸和えだれのそれぞれの材料をまぜ合わせ、お好みで鶏ささみと和える。

【材料（1人分）】
鶏ささみ 1 本半（80グラム）

A チリオニオン
スイートチリソース 大さじ1／フライドオニオン 小さじ1／水 小さじ1

B 中華風わさびしょうゆ
わさび（チューブ） 2センチ／しょうゆ 小さじ2／ゴマ油 数滴

C ネギポン酢
カットネギ 大さじ1／ポン酢 大さじ2

D ゴマ和え風
すりゴマ 小さじ2／めんつゆ 小さじ2／しょうゆ 小さじ1

チキンステーキ レンジで簡単トマトソース

肉

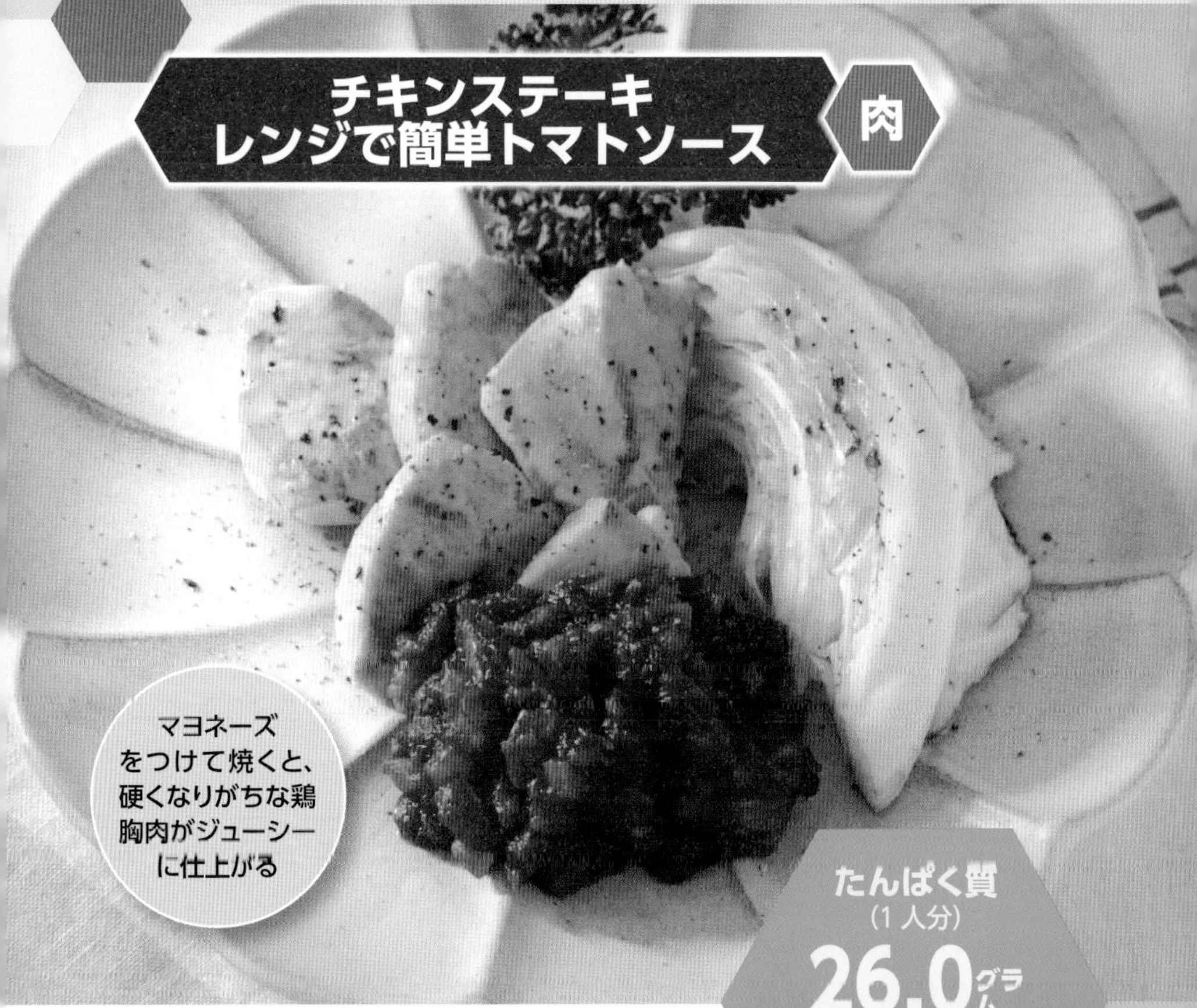

マヨネーズをつけて焼くと、硬くなりがちな鶏胸肉がジューシーに仕上がる

たんぱく質
(1人分)
26.0グラム

カロリー 194キロカロリー
脂質 5.1グラム
炭水化物 14.1グラム

【下準備】
- タマネギはみじん切りにする。
- 鶏胸肉は食べやすい大きさに切り、表面に塩を振る。
- キャベツは芯の硬い部分を除く。

❶トマトソースを作る。耐熱容器にトマト缶とタマネギ、コンソメを入れてラップをし、600ワットで3分加熱する。

❷鶏胸肉の表面にマヨネーズを塗る。

❸フライパンを中火にかけ、鶏胸肉とキャベツの表面にこんがり焼き色がつくまで両面を焼く。

❹器に盛り、❶のトマトソースをかけ、仕上げにブラックペッパーを振る。

【材料(2人分)】
鶏胸肉 200グラム
キャベツ 1/8個
塩 ひとつまみ
マヨネーズ 小さじ2
〈トマトソース〉
トマト缶 1/2缶
タマネギ 1/3個
顆粒コンソメ 小さじ1
ブラックペッパー 適量

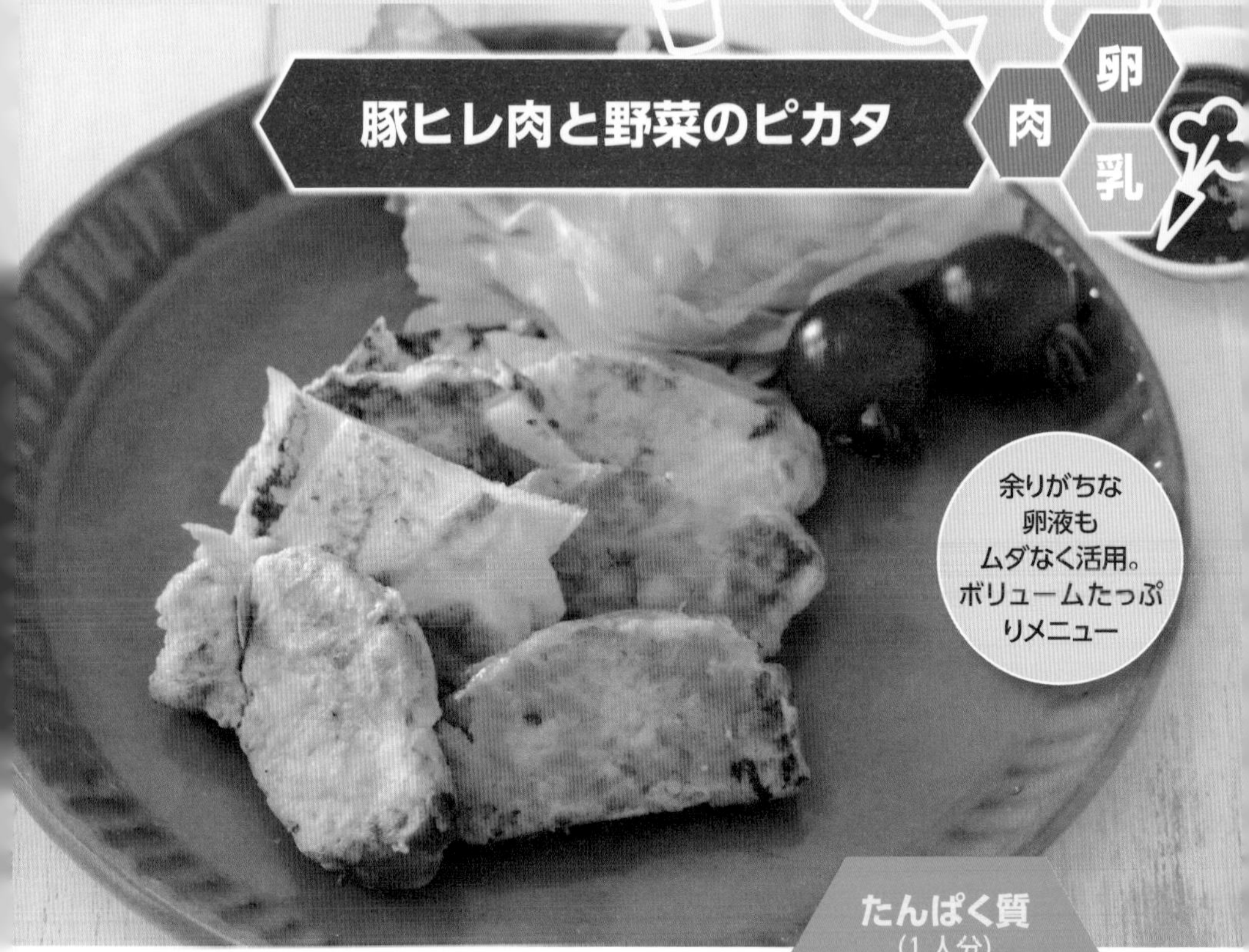

豚ヒレ肉と野菜のピカタ

卵 肉 乳

余りがちな卵液もムダなく活用。ボリュームたっぷりメニュー

たんぱく質（1人分）
26.1グラム

カロリー 201キロカロリー
脂質 9.3グラム
炭水化物 4.9グラム

【材料（2人分）】
豚ヒレ肉　160グラム
ダイコン　80グラム
卵　2個
パルメザンチーズ　小さじ4
塩　ひとつまみ
ケチャップ 小さじ4
レタス　適量
ミニトマト　適量

【下準備】
- ダイコンは皮をむき、1センチ厚のいちょう切りにする。
- 豚ヒレ肉は1センチの厚さに切る。
- ボウルに卵、パルメザンチーズ、塩を入れよくまぜ合わせる。

❶豚ヒレ肉に小麦粉を薄くまぶす。

❷フライパンに油を引き、中火にかける。❶の豚ヒレ肉を卵液にくぐらせて焼き色がつくまで両面を焼く。

❸豚ヒレ肉を取り出し、残りの卵液にダイコンを入れて、卵液ごとフライパンに流し入れて焼く。

❹ダイコンに火が通ったら食べやすい大きさに切って豚ヒレ肉とともに器に盛り、ミニトマトとレタス、ケチャップを添える。

豚もも肉とブロッコリーの粒マスタード炒め

肉

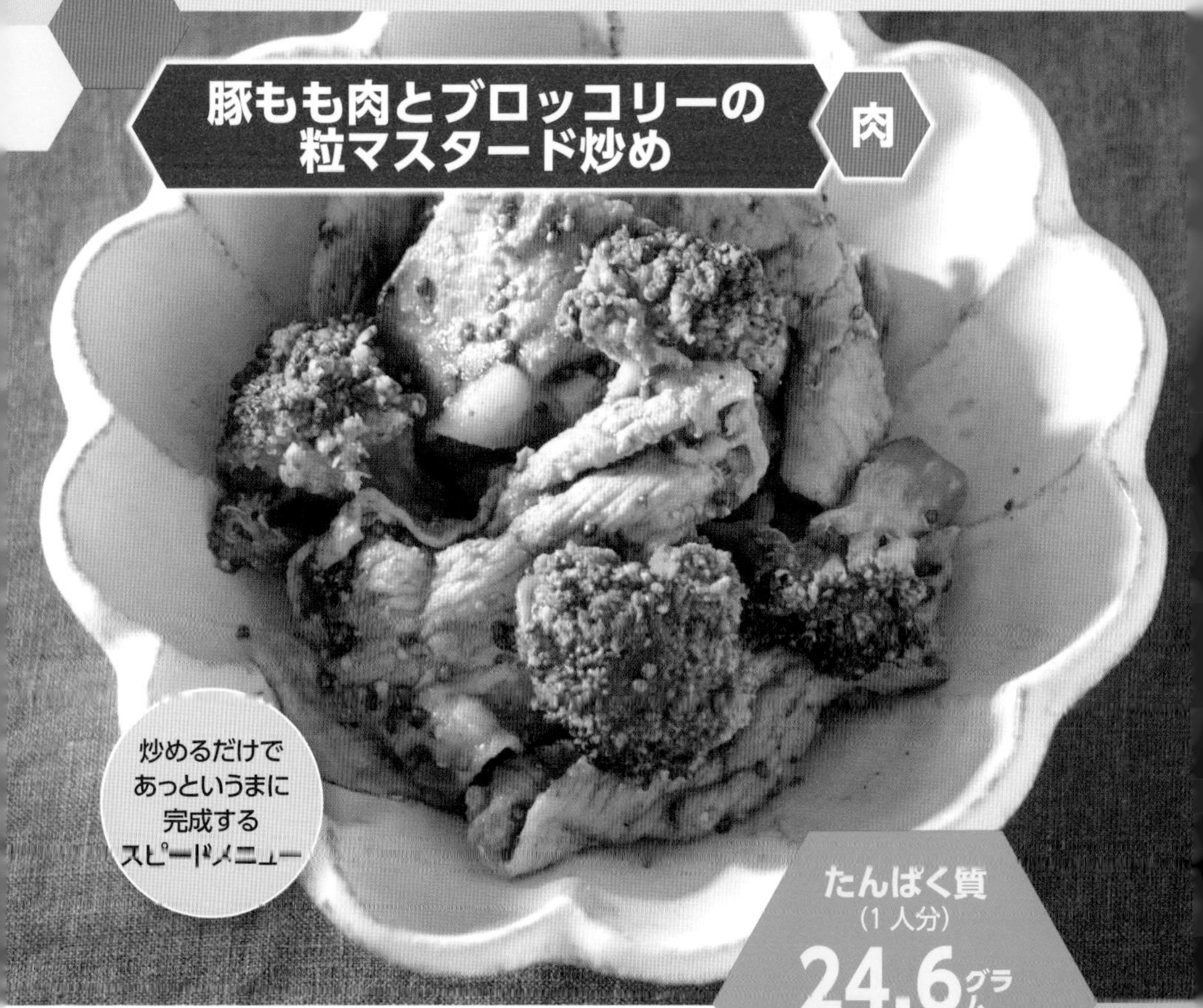

炒めるだけであっというまに完成するスピードメニュー

たんぱく質（1人分）

24.6グラム

カロリー 199キロカロリー
脂質 10.2グラム
炭水化物 4.3グラム

【下準備】
・豚もも肉は食べやすい大きさに切る。
・ブロッコリーは食べやすい大きさに切ってゆでる。
・〈A〉の調味料をまぜ合わせる。

❶フライパンにマヨネーズを入れて中火にかけ、豚もも肉を加えて、肉に火が通るまで炒める。

❷ブロッコリーを加えて軽く炒めたら、〈A〉の調味料を加えてさらに炒め、こしょうで味を調え器に盛る。

【材料（2人分）】
豚もも薄切り肉　200グラム
ブロッコリー　100グラム
マヨネーズ　小さじ2
〈A〉（調味料）
粒マスタード　小さじ2
しょうゆ　小さじ2
こしょう　少々

冷凍のブロッコリーを使用してもOK

牛赤身肉のシャリアピンステーキ

肉

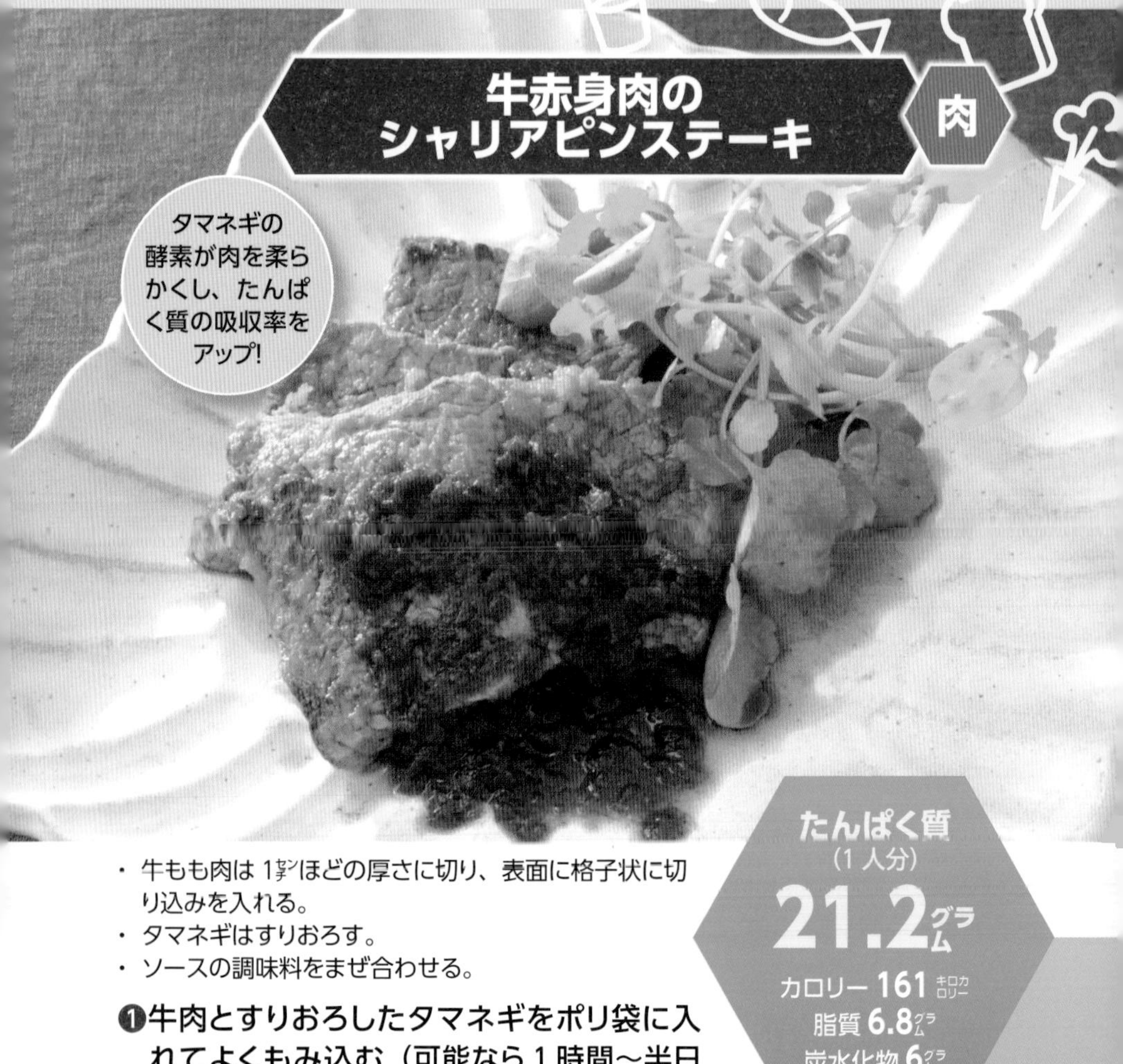
タマネギの
酵素が肉を柔ら
かくし、たんぱ
く質の吸収率を
アップ!

たんぱく質
（1人分）
21.2グラム

カロリー **161** キロカロリー
脂質 **6.8**グラム
炭水化物 **6**グラム

【材料（2人分）】
牛もも肉（赤身） 200グラム
タマネギ 100グラム
塩 ひとつまみ
こしょう 少々
クレソン 適量
〈ソース〉
しょうゆ 大さじ1
赤ワイン 小さじ2
砂糖 少々
水 大さじ2

・牛もも肉は1センチほどの厚さに切り、表面に格子状に切り込みを入れる。
・タマネギはすりおろす。
・ソースの調味料をまぜ合わせる。

❶牛肉とすりおろしたタマネギをポリ袋に入れてよくもみ込む（可能なら1時間〜半日程度漬け込むとよりおいしい）。

❷牛肉についたタマネギをしっかりと落とし、フライパンにのせる（落としたタマネギは後ほど使用するので取っておく）。

❸弱火で肉にゆっくりと火を通し、火が通ったら強火にし、表面をこんがりと焼く。肉の表面に軽く塩・こしょうを振り器に盛る。

❹❸のフライパンにソースの調味料と肉を漬け込んだタマネギを入れ、中火にかけてソースを作る。器に盛った肉の上にかける。

サバ缶とキノコのさっぱり和え

魚介

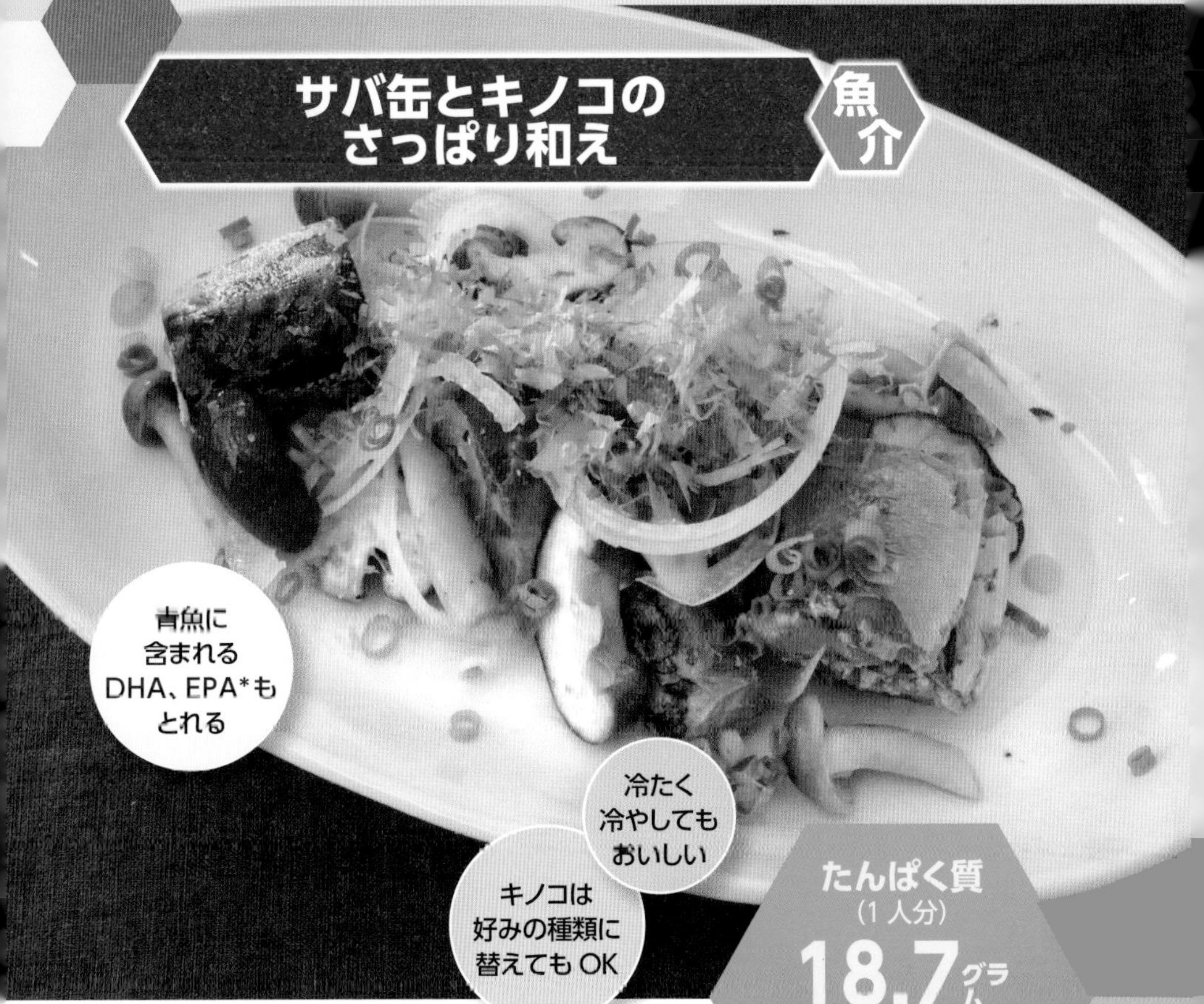
青魚に含まれるDHA、EPA*もとれる
冷たく冷やしてもおいしい
キノコは好みの種類に替えてもOK

たんぱく質
（1人分）
18.7グラム

カロリー **165**キロカロリー
脂質 **8.4**グラム
炭水化物 **5.6**グラム

【下準備】
- タマネギはスライスして水にさらし、よく水を切る。
- 小ネギは小口切りにする。
- シイタケ、ブナシメジは食べやすい大きさに切る。
- サバ缶は汁けを切っておく。

❶キノコを耐熱容器に入れてラップをかけ、電子レンジ600ワットで30秒加熱する。

❷❶にサバ缶（固形分のみ）も加え、さらに30秒加熱した後、めんつゆを加えて和える。

❸❷にオニオンスライスも加えてさっくりと和えたら器に盛り、カツオ節とネギをのせる。

【材料（2人分）】
サバ缶（水煮）
200グラム（汁は除く）
タマネギ　1/2個
シイタケ　2個
ブナシメジ　1/2パック
めんつゆ（2倍濃縮）
小さじ2
カツオ節　適量
小ネギ　適量

＊ DHA=ドコサヘキサエン酸、EPA=エイコサペンタエン酸。血液中のコレステロールや体脂肪を減らす働きがあるとされるオメガ3系脂肪酸。

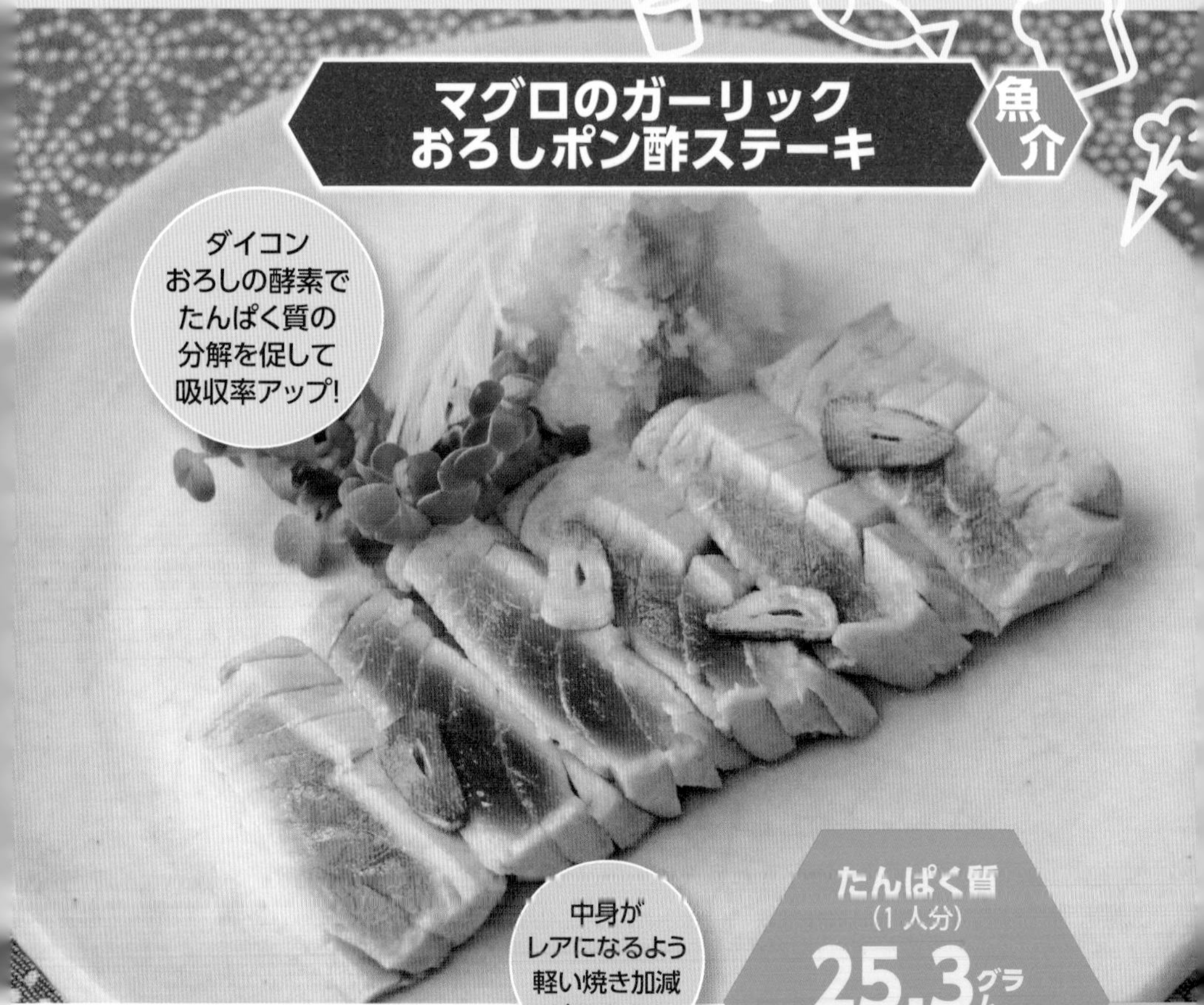

マグロのガーリックおろしポン酢ステーキ

魚介

ダイコンおろしの酵素でたんぱく質の分解を促して吸収率アップ!

中身がレアになるよう軽い焼き加減がおすすめ

たんぱく質
（1人分）
25.3グラム

カロリー **152**キロカロリー
脂質 **4.1**グラム
炭水化物 **5.9**グラム

【材料（2人分）】
マグロ（刺身用さく）200グラム
ダイコン　100グラム
ニンニク　1片
ポン酢　大さじ2
油　小さじ1
カイワレ菜　適量

【下準備】
- ダイコンは皮をむいてすりおろす。
- カイワレ菜は洗って食べやすい長さに切る。
- ニンニクは横にスライスする。

❶フライパンに油を引き、ニンニクを加えて弱火にかける。

❷ニンニクの香りが出てきたらマグロを入れ、表面の色が変わる程度にサッと焼く。

❸マグロを食べやすい大きさに切り、ダイコンおろし、カイワレ菜と器に盛る。

❹仕上げにポン酢をかける。

カツオの竜田揚げ

魚介

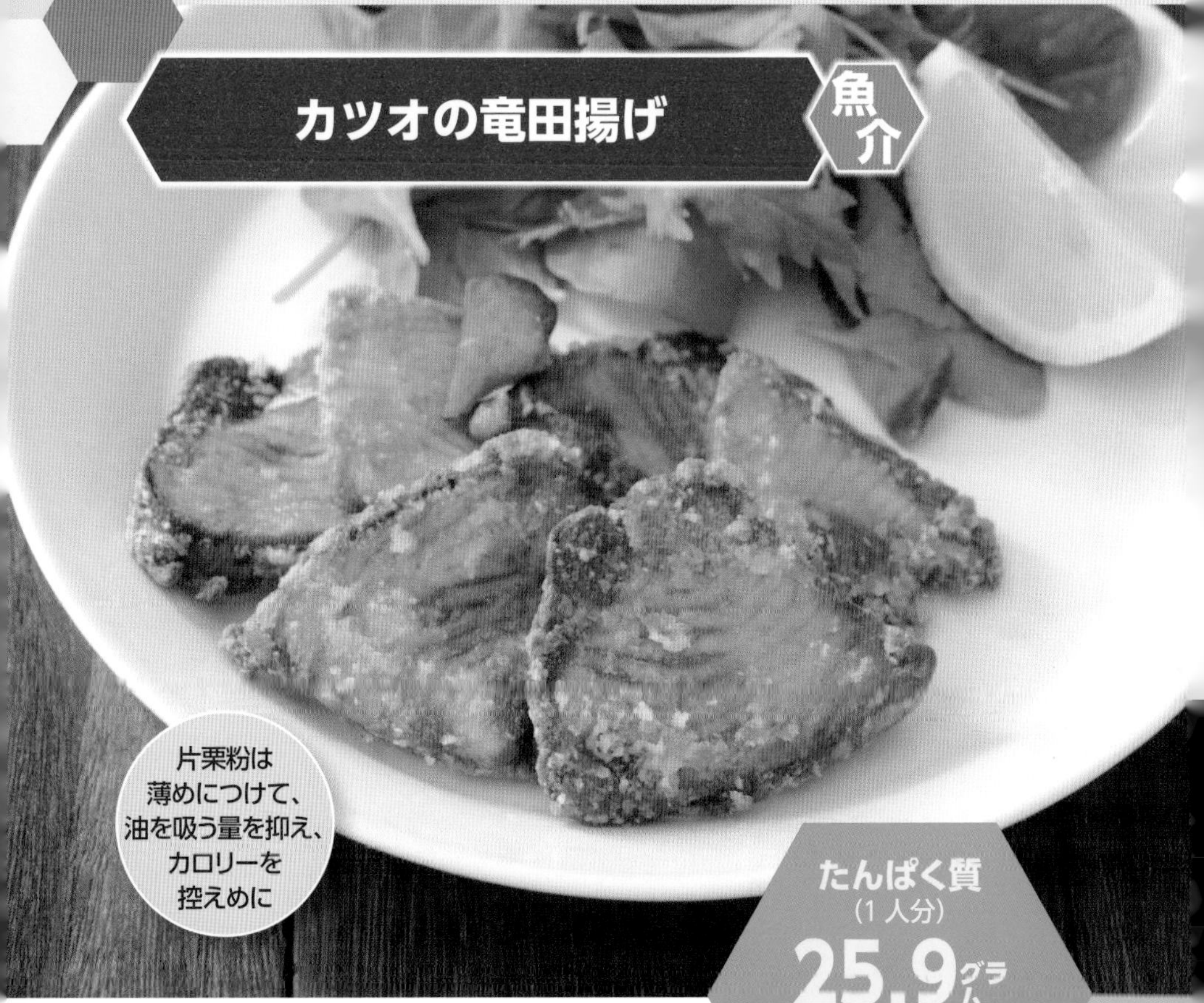

片栗粉は
薄めにつけて、
油を吸う量を抑え、
カロリーを
控えめに

たんぱく質
（1人分）
25.9グラム

カロリー **245** キロカロリー
脂質 **11.2**グラム
炭水化物 **11.1**グラム

【下準備】
- カツオの水分をよくふき取る。
- ショウガをすりおろす。

❶ポリ袋にカツオ、しょうゆ、ショウガを入れてよくもみ込む。

❷カツオの水分をしっかりとふき取り、片栗粉をまぶす。

❸フライパンに油を引いて中火にかけ、❷のカツオを入れ、両面にこんがりと焼き色がつくまで揚げ焼きにする。

❹器に盛り、ベビーリーフとレモンを添える。

【材料（2人分）】
カツオ切り身（刺身用）
12切れ（200グラム）
片栗粉　大さじ2.5
しょうゆ　小さじ4
ショウガ　少々
油　大さじ2
　レモン　2切れ
　ベビーリーフ　適量

サケとキノコのバターしょうゆソテー

魚介

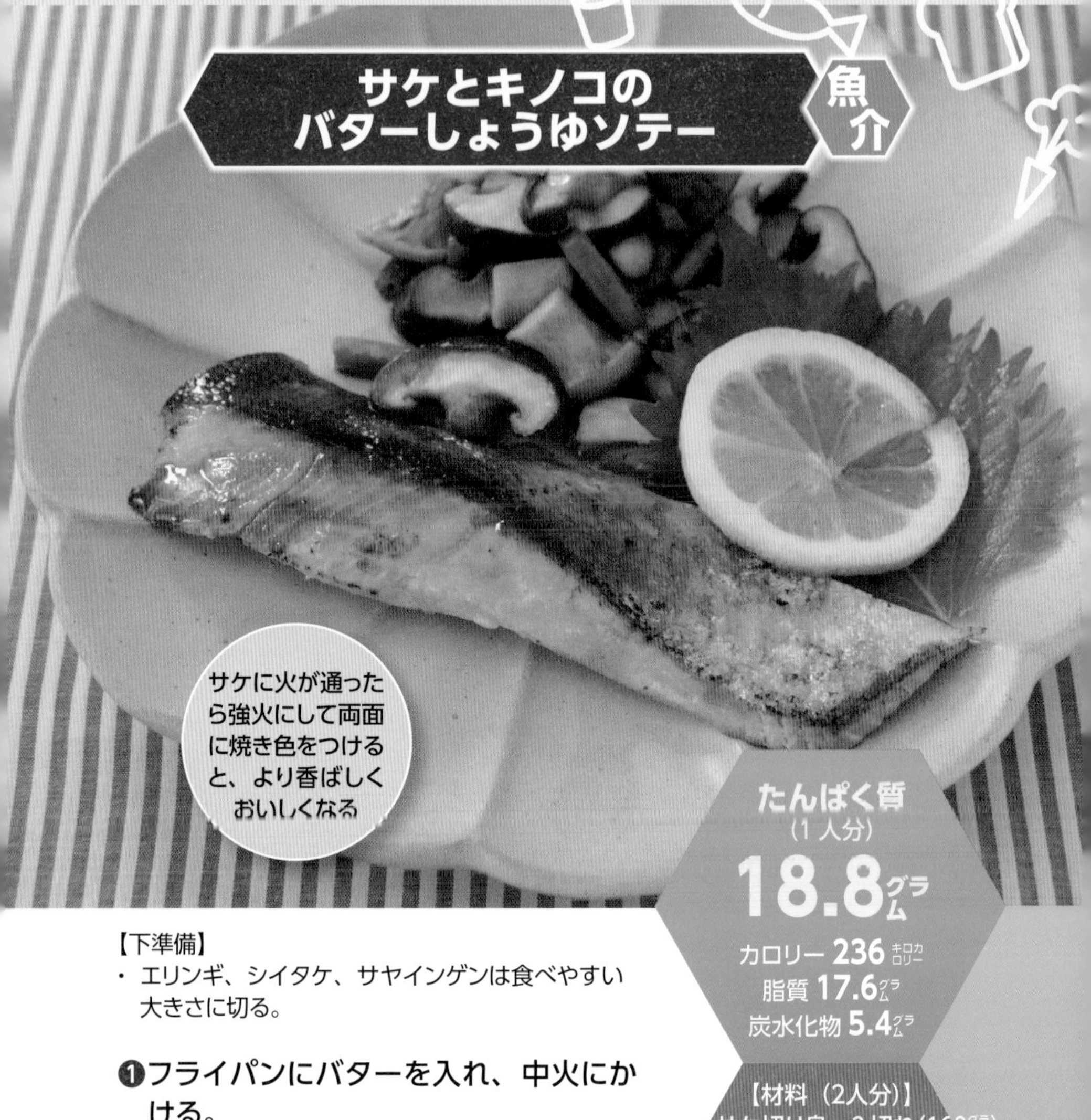

サケに火が通ったら強火にして両面に焼き色をつけると、より香ばしくおいしくなる

たんぱく質
（1人分）

18.8グラム

カロリー **236**キロカロリー
脂質 **17.6**グラム
炭水化物 **5.4**グラム

【材料（2人分）】
サケ切り身　2切れ（160グラム）
エリンギ　小さめ4つ
シイタケ　小さめ4つ
サヤインゲン　4本
バター　10グラム
しょうゆ　小さじ2
レモン　適量

【下準備】
・エリンギ、シイタケ、サヤインゲンは食べやすい大きさに切る。

❶フライパンにバターを入れ、中火にかける。

❷バターが溶けたらサケとキノコ類とサヤインゲンを加え、フタをして蒸し焼きにする。

❸全体に火が通ったらフタを取り、しょうゆをフライパンの縁から回し入れ、全体にからめる。

❹器に盛り、レモンを飾る。

イカとネギの韓国風炒め

魚介

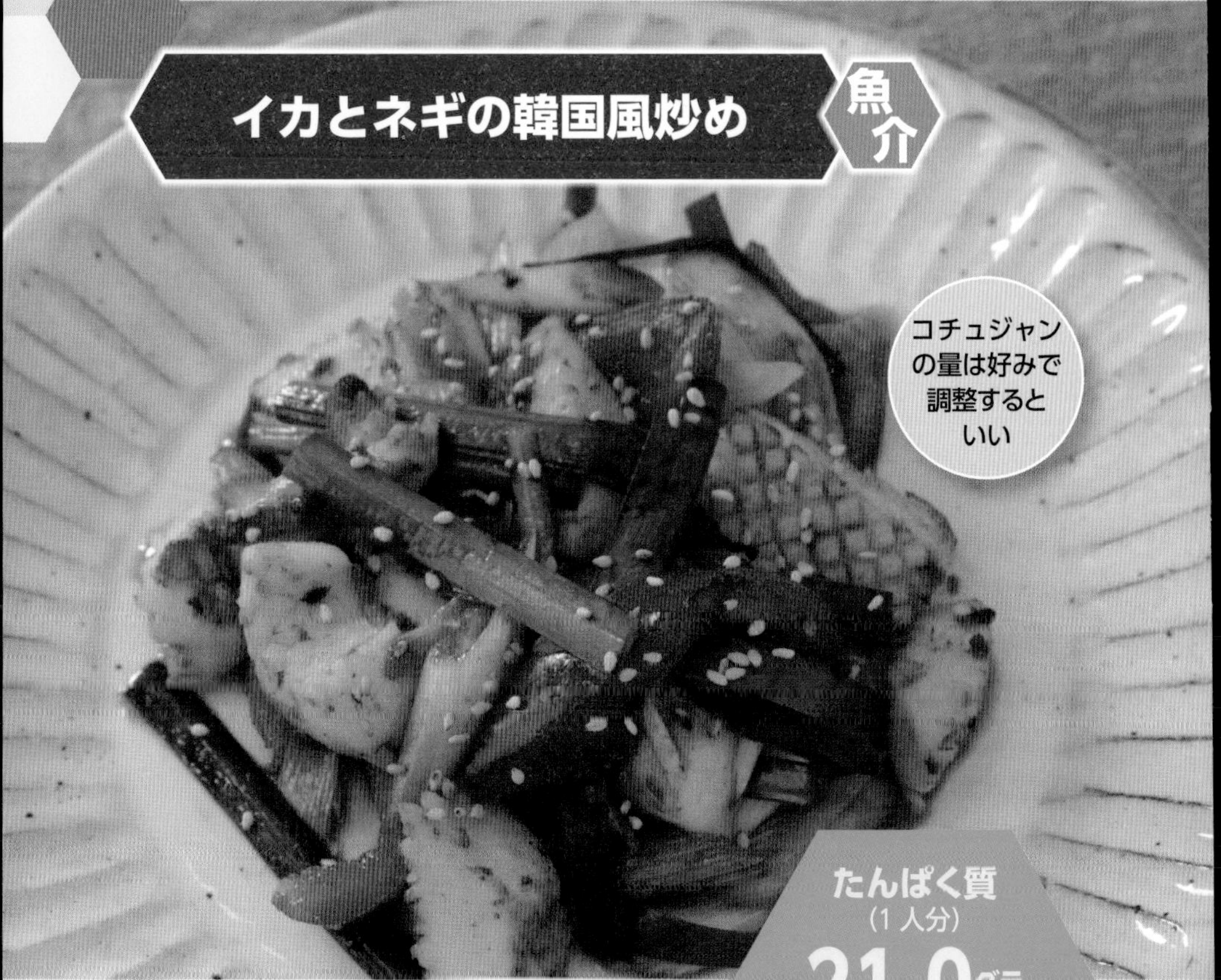

コチュジャンの量は好みで調整するといい

たんぱく質（1人分）
21.0グラム

カロリー 162キロカロリー
脂質 4.5グラム
炭水化物 11.9グラム

【下準備】

- イカは解凍し食べやすい大きさに切る。
- 白ネギは2センチ幅の斜め切りにする。
- パプリカは2センチ幅の細切りにする。
- ニラは 4〜5センチの長さに切る。
- 〈A〉の調味料をまぜ合わせる。

❶フライパンにゴマ油を入れ、弱火にかける。
❷コチュジャンを加え、香りが出てきたら中火にしてイカとネギを加えて炒める。
❸イカの色が変わってきたらパプリカも加え、よく炒める。
❹〈A〉の調味料をなべの縁から加えて全体をまぜ、ニラも加えてさらに炒める。
❺器に盛り、仕上げに白ゴマを振る。

【材料（2人分）】
冷凍イカ　200グラム
白ネギ　2本
赤パプリカ　1/2個
ニラ　1/2束
コチュジャン　小さじ1
白ゴマ　適量
ゴマ油　小さじ2
〈A〉（調味料）
しょうゆ　小さじ2
砂糖　ひとつまみ

大豆ミートの麻婆肉みそ豆腐

大豆

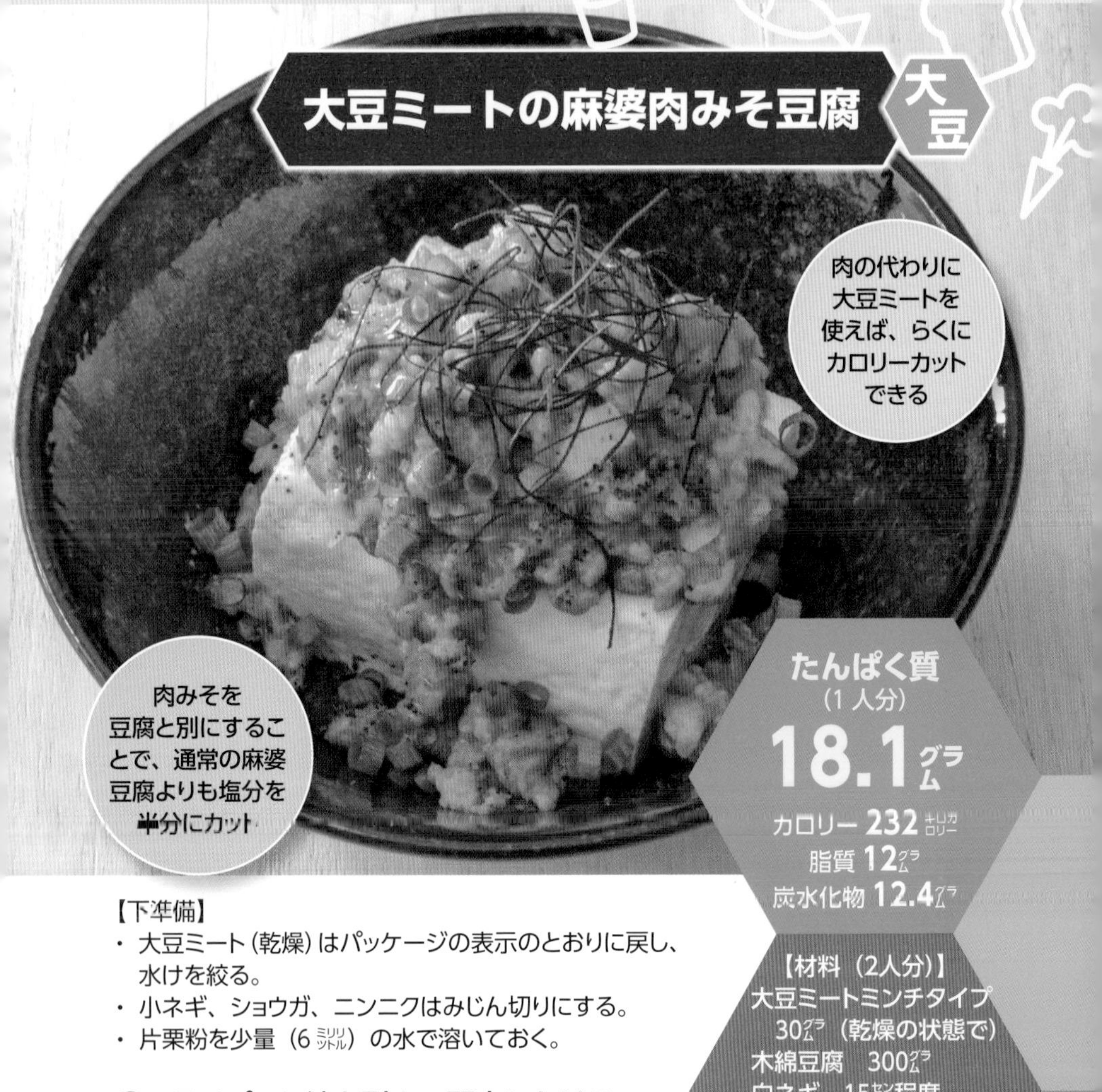

肉の代わりに大豆ミートを使えば、らくにカロリーカットできる

肉みそを豆腐と別にすることで、通常の麻婆豆腐よりも塩分を半分にカット

たんぱく質
(1人分)
18.1グラム

カロリー **232キロカロリー**
脂質 **12グラム**
炭水化物 **12.4グラム**

【材料（2人分）】
大豆ミートミンチタイプ
30グラム（乾燥の状態で）
木綿豆腐　300グラム
白ネギ　15センチ程度
ショウガ　1片
ニンニク　1片
豆板醤　小さじ1
〈A〉（調味料）
しょうゆ　小さじ1
みそ　小さじ1
鶏ガラスープの素
小さじ2弱
片栗粉　小さじ1
ゴマ油　小さじ1
小ネギ　適量
花椒　適量

【下準備】
・大豆ミート（乾燥）はパッケージの表示のとおりに戻し、水けを絞る。
・小ネギ、ショウガ、ニンニクはみじん切りにする。
・片栗粉を少量（6ミリリットル）の水で溶いておく。

❶フライパンに油を引き、弱火にかける。

❷ニンニクとショウガと豆板醤を加え、香りが出てきたら中火にして、大豆ミートと白ネギを加えて炒める。

❸軽く炒めたら〈A〉の調味料を加えてさらに炒め、水溶き片栗粉を加えてとろみをつける。

❹豆腐を電子レンジ600ワットで30秒ほど温め、豆腐の上に❸の肉みそをのせ、お好みでネギ、花椒（ホワジャオ）を振る。

ちくわと豆腐の卵スープ

魚介 大豆 卵

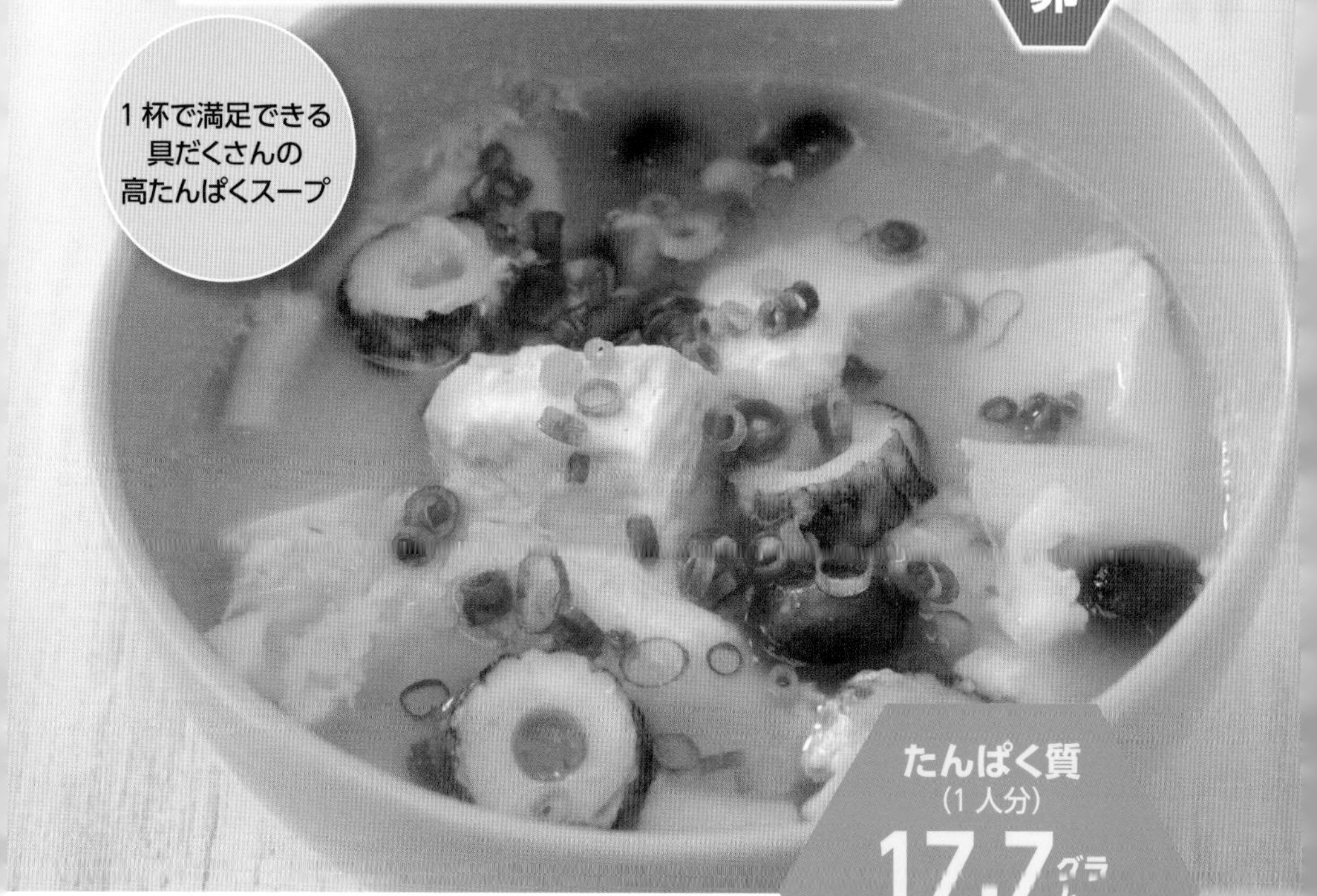

1杯で満足できる具だくさんの高たんぱくスープ

たんぱく質（1人分）
17.7グラム

カロリー 190キロカロリー
脂質 10.7グラム
炭水化物 8.2グラム

【材料（2人分）】
- 木綿豆腐　200グラム
- 卵　2個
- ちくわ　2本
- ブナシメジ　1/2パック
- ショウガ　1片
- 鶏ガラスープの素　小さじ2
- こしょう　少々
- 小ネギ　適量
- 水　400ミリリットル

【下準備】
- ちくわは1センチ幅の輪切りにする。
- 卵は溶いておく
- 小ネギは小口切りにする。
- シメジは小房に分ける。
- 豆腐は適当な大きさに手でちぎる。

❶なべに水と鶏ガラスープの素を入れ、火にかける。

❷沸騰したらちくわ、豆腐、ショウガ、シメジを加え、火が通るまで煮る。

❸溶き卵を加えてかきたまにし、こしょうで味を整える。

❹器に盛り、ネギを散らす。

レンジで簡単！豆腐のレタスシュウマイ

大豆 肉

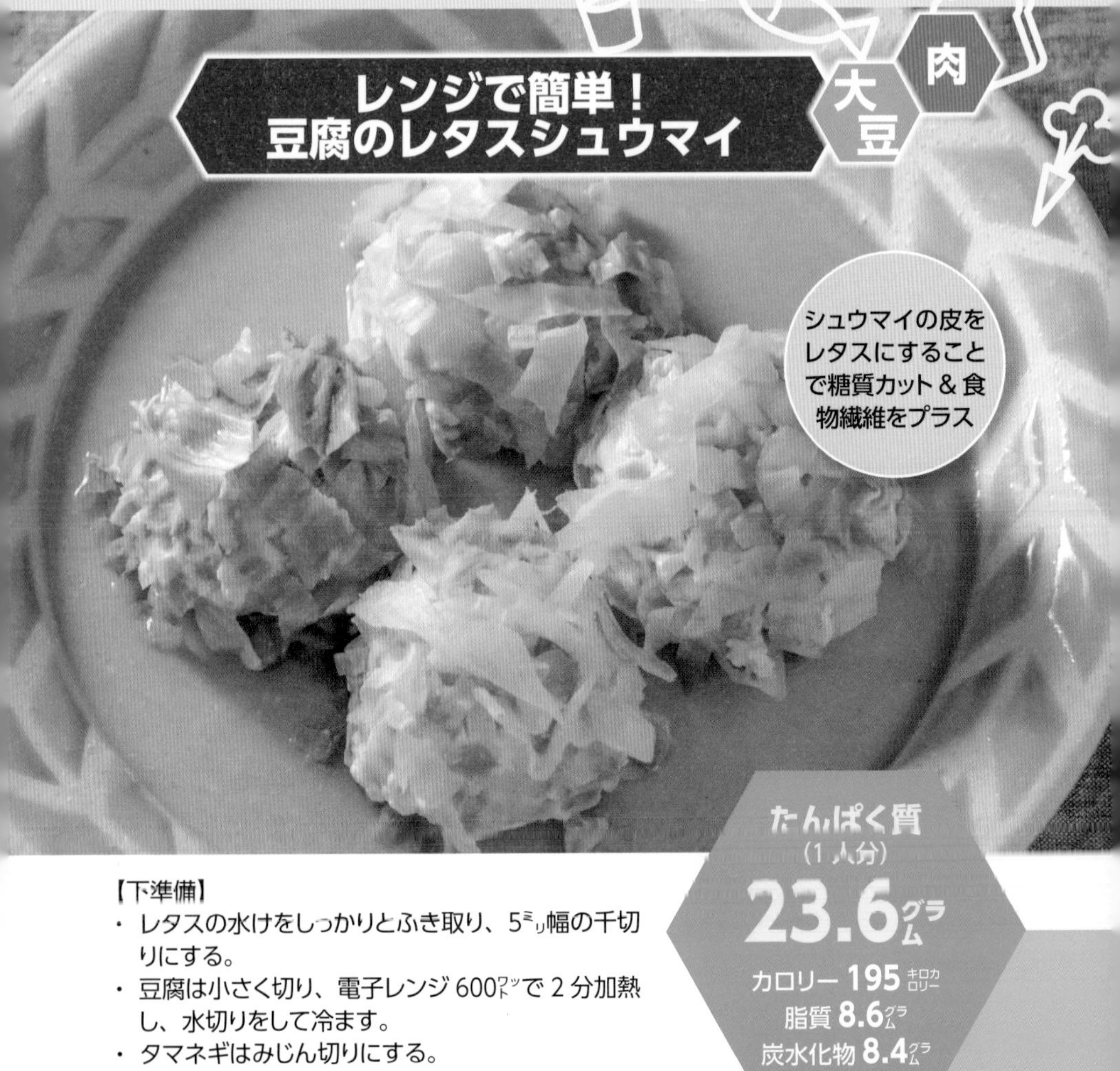

シュウマイの皮をレタスにすることで糖質カット＆食物繊維をプラス

たんぱく質（1人分）

23.6グラム

カロリー **195**キロカロリー
脂質 **8.6**グラム
炭水化物 **8.4**グラム

木綿豆腐　160グラム
鶏胸肉ひき肉 160グラム
タマネギ　1/3 個
レタス　1/2 個

〈A〉（調味料など）
鶏ガラスープの素　小さじ 2
オイスターソース　小さじ 1
片栗粉　小さじ 1

【下準備】

- レタスの水けをしっかりとふき取り、5ミリ幅の千切りにする。
- 豆腐は小さく切り、電子レンジ 600ワットで 2 分加熱し、水切りをして冷ます。
- タマネギはみじん切りにする。

❶ボウルにひき肉と水切りをした豆腐を入れ、〈A〉を加えてよくまぜる。

❷❶を 4 等分にして丸め、千切りにしたレタスをギュッと握るようにして、まわりにつける。

❸耐熱皿に並べてラップをし、電子レンジ 600ワットで 3 ～ 4 分加熱する（大きさによって調整する）。

❹器に盛り、お好みでポン酢をかける。

厚揚げ肉挟みの炊いたん

肉　大豆

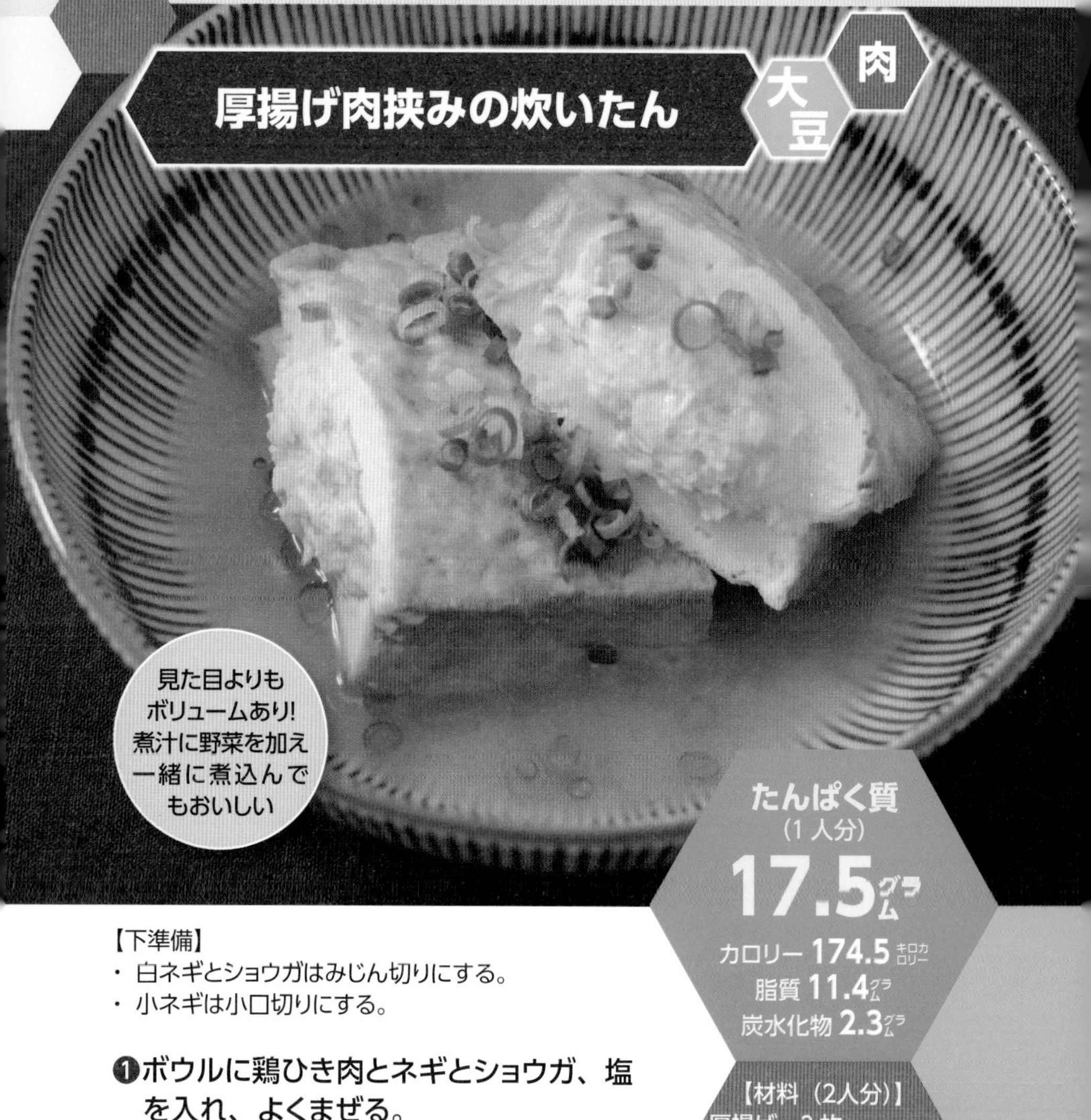

見た目よりもボリュームあり! 煮汁に野菜を加え一緒に煮込んでもおいしい

たんぱく質
（1人分）
17.5グラム

カロリー **174.5**キロカロリー
脂質 **11.4**グラム
炭水化物 **2.3**グラム

【下準備】
・白ネギとショウガはみじん切りにする。
・小ネギは小口切りにする。

❶ボウルに鶏ひき肉とネギとショウガ、塩を入れ、よくまぜる。

❷厚揚げの中心に切り込みを入れ、スプーンを使って❶をつめる。

❸なべに白だしと水を入れ、火にかける。沸騰したら❷を加え、フタをして約10分中弱火で煮込む。

❹小ネギを散らす。

【材料（2人分）】
厚揚げ　2枚
鶏胸ひき肉　80グラム
白ネギ　8センチ程度
白だし（10倍濃縮）　小さじ2強
ショウガ　1/2片
塩　ひとつまみ
水　160ミリリットル
小ネギ　適量

大豆とキムチのチャーハン

大豆　卵

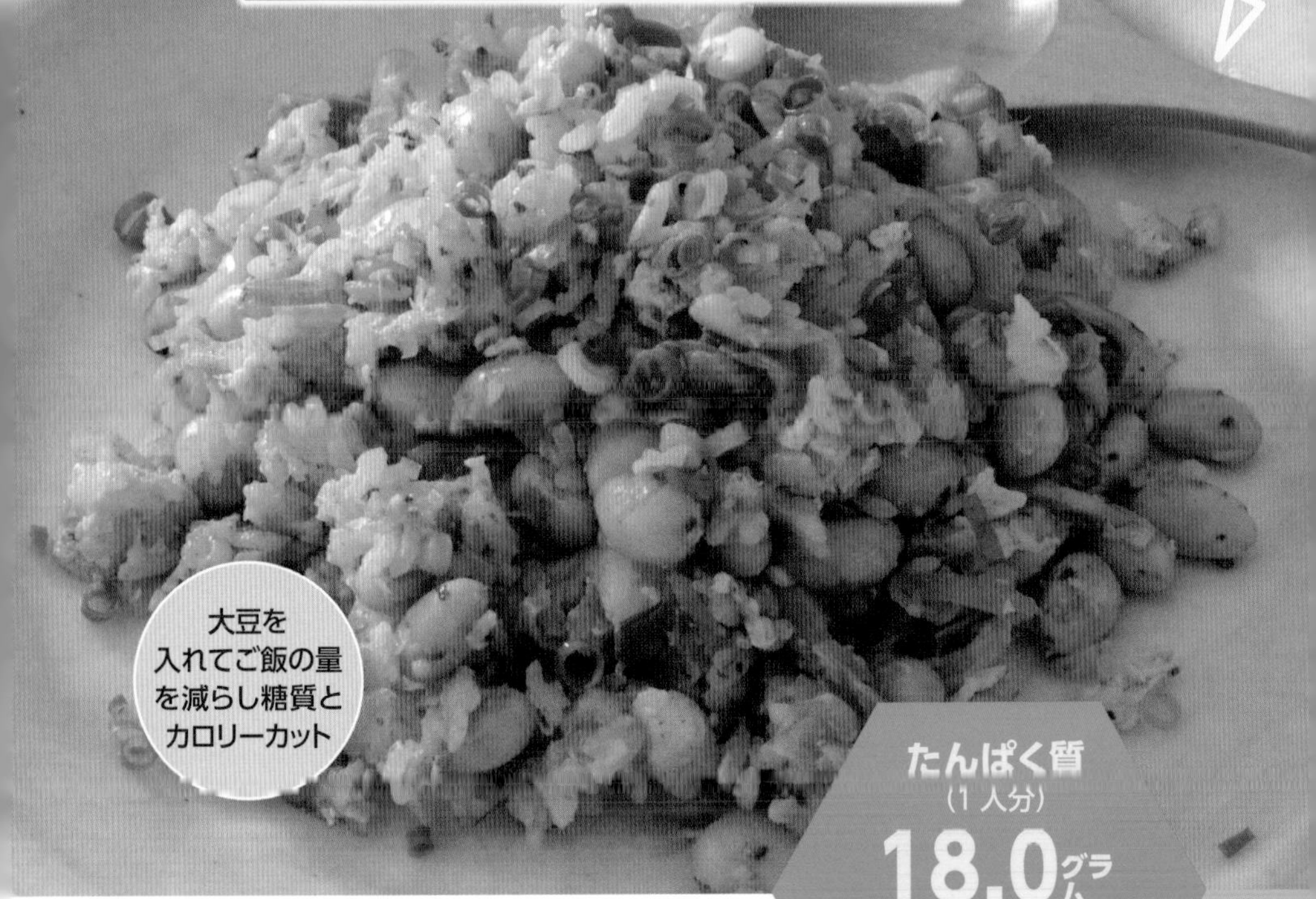

大豆を入れてご飯の量を減らし糖質とカロリーカット

たんぱく質
（1人分）
18.0グラム

カロリー 356キロカロリー
脂質 12.5グラム
炭水化物 47.2グラム

【下準備】
- 卵は溶いておく。
- キムチは食べやすい大きさに切る。
- 小ネギは小口切りにする。

❶フライパンにゴマ油を引き、ネギとキムチ、大豆を加えて炒める。

❷溶き卵とご飯を加え、パラパラになるまで炒める。

❸しょうゆをフライパンの縁から流してよく炒める。

❹器に盛り、小ネギを散らす。

【材料（2人分）】
大豆水煮　120グラム
ご飯　200グラム
卵　2個
キムチ　80グラム
白ネギ　15センチ程度
しょうゆ　小さじ1
ゴマ油　小さじ1
小ネギ　適量

ゴロゴロ枝豆のひと口お好み焼き

卵 大豆 魚介

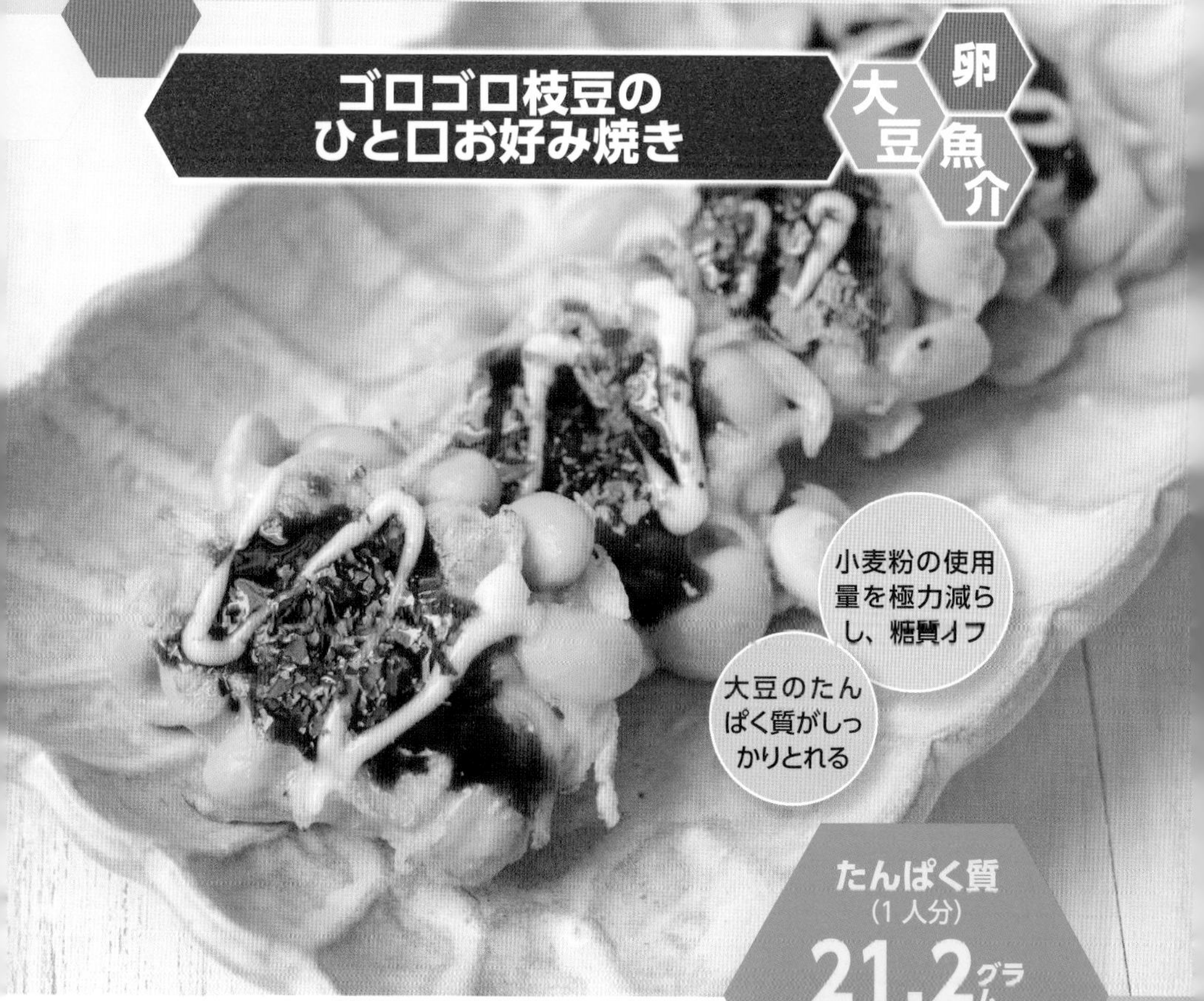

小麦粉の使用量を極力減らし、糖質オフ

大豆のたんぱく質がしっかりとれる

たんぱく質（1人分）21.2グラム

カロリー 245キロカロリー
脂質 10.3グラム
炭水化物 20.8グラム

【下準備】
・枝豆はゆでてさやから出しておく。

❶ボウルに小麦粉と卵、だし汁を入れてよくまぜ合わせ、枝豆とシラスも加えよくまぜる。

❷フライパンに油を引き中火にかけて、❶をひと口サイズに流し入れ両面焼く。

❸器に盛り、お好み焼きソースとマヨネーズをかけて、カツオ節と青のりを振る。

【材料（2人分）】
枝豆（さやを除く） 120グラム
卵 1個
シラス 40グラム
小麦粉 大さじ4
だし汁 大さじ2
お好み焼きソース 小さじ2
マヨネーズ 小さじ1.5
カツオ節 適量
青のり 適量

ヘルシー豆乳エビグラタン

乳　魚介　大豆

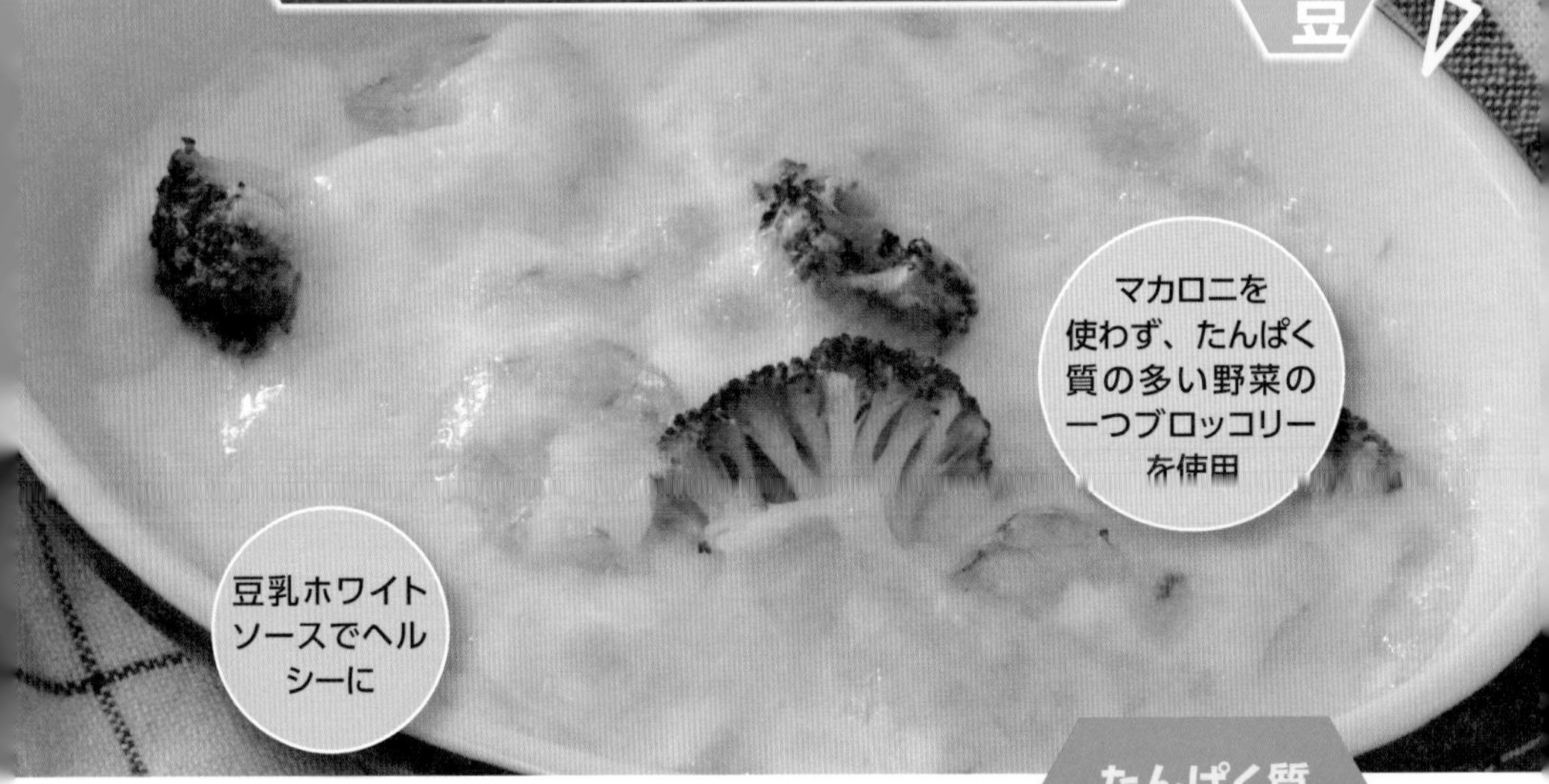

マカロニを使わず、たんぱく質の多い野菜の一つブロッコリーを使用
豆乳ホワイトソースでヘルシーに

【下準備】
・ エビは背わたを抜き、水けをよくふき取る。
・ ブロッコリーは食べやすい大きさに切ってゆでる
・ タマネギは薄切りにする。

❶ホワイトソースを作る。耐熱容器に豆乳と小麦粉、コンソメ、塩を入れダマがなくなるまでよくまぜる。

❷ラップをせずに電子レンジ600ワットで1分加熱し、取り出してよくまぜてから再度600ワットで1分半加熱して、取り出したらよくまぜてなめらかにする。そこにバターを加え、よくまぜる。

❸別の耐熱皿にエビとタマネギを入れてラップをし600ワットで1分加熱する（冷凍エビの場合は冷凍のまま2分）。

❹グラタン皿に❷のホワイトソース、タマネギ、エビ、ブロッコリーを順番に盛りつけ、最後にチーズをのせオーブントースターで5分間、チーズが溶けるまで焼く。

たんぱく質
（1人分）
19.3グラム

カロリー 226キロカロリー
脂質 10.3グラム
炭水化物 17.2グラム

【材料（2人分）】
エビ　6尾
タマネギ　1/3個
ブロッコリー　6個
溶けるチーズ　40グラム
〈豆乳ホワイトソース〉
無調整豆乳 200ミリリットル
小麦粉　大さじ2
顆粒コンソメ
小さじ1.5
バター　6グラム
塩　ひとつまみ

和風キノコあんかけオムレツ

卵 肉

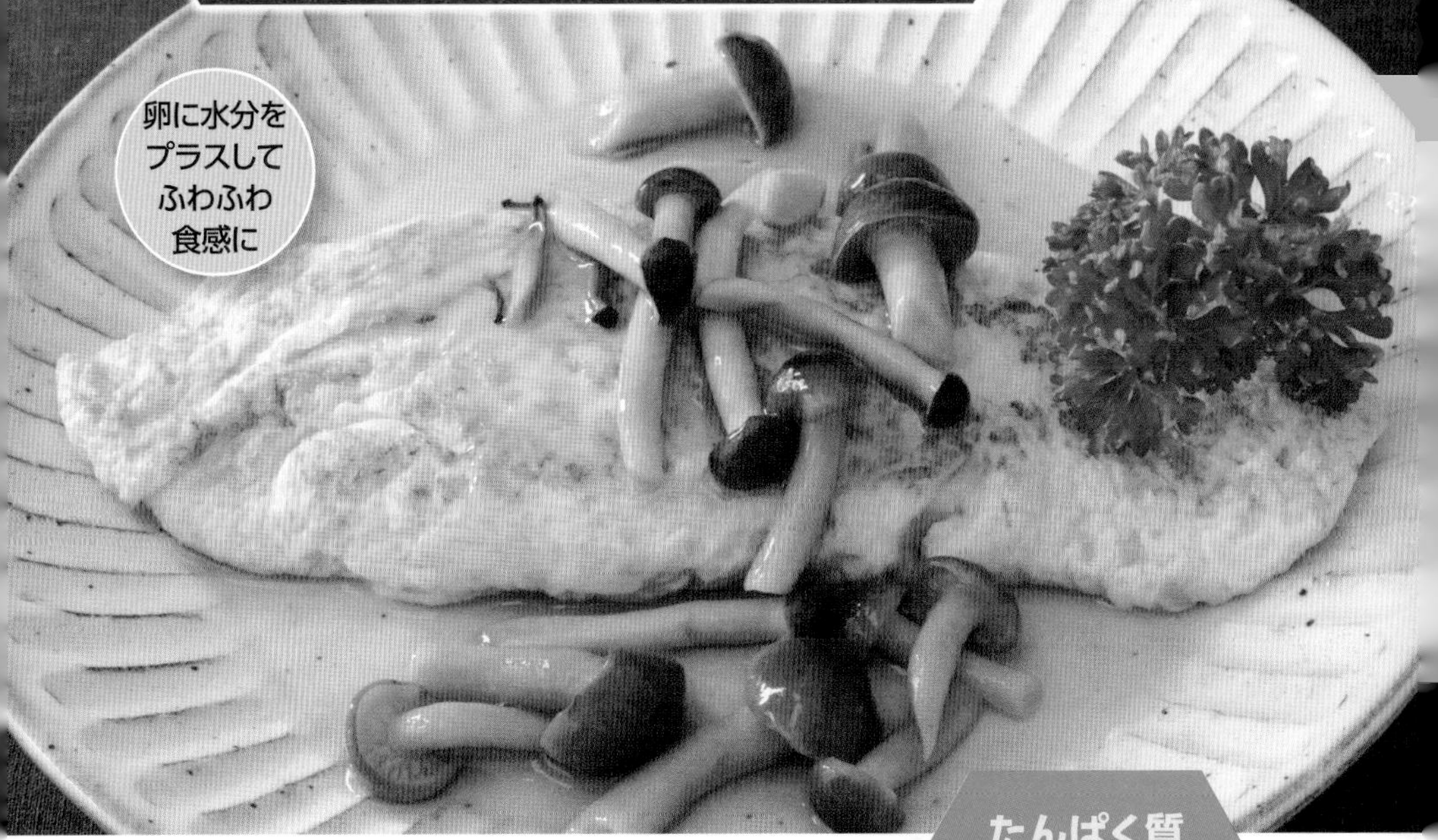

卵に水分をプラスしてふわふわ食感に

たんぱく質（1人分）
17.3グラム

カロリー **217キロカロリー**
脂質 **14.5グラム**
炭水化物 **4.8グラム**

【材料（2人分）】
卵　4個
鶏胸ひき肉　40グラム
水　80ミリリットル
油　小さじ1
パセリ

<キノコあん>
ブナシメジ　1/2パック
めんつゆ　小さじ4
水　大さじ2
片栗粉　小さじ2

【下準備】
- ブナシメジは小房に分ける。
- 片栗粉は水（分量外）で溶いておく。

❶ボウルに卵を割り入れ、水と鶏ひき肉も加えてよくまぜ合わせる。

❷フライパンに油を引き、❶を流し入れてオムレツを作り、器に盛る（ひき肉が入っているのでしっかりと火を通す）。

❸あんを作る。耐熱容器にブナシメジを入れてラップをし、600ワットで30秒加熱する。

❹❸に水とめんつゆ、片栗粉を加えよくまぜ、ラップをして600ワットで30秒加熱する。

❺❹をよくまぜ合わせ、❷のオムレツにかける。

あんは片栗粉を加えたらすぐ加熱すると失敗しにくい

イワシ缶のふわふわ中華卵炒め

卵　魚介

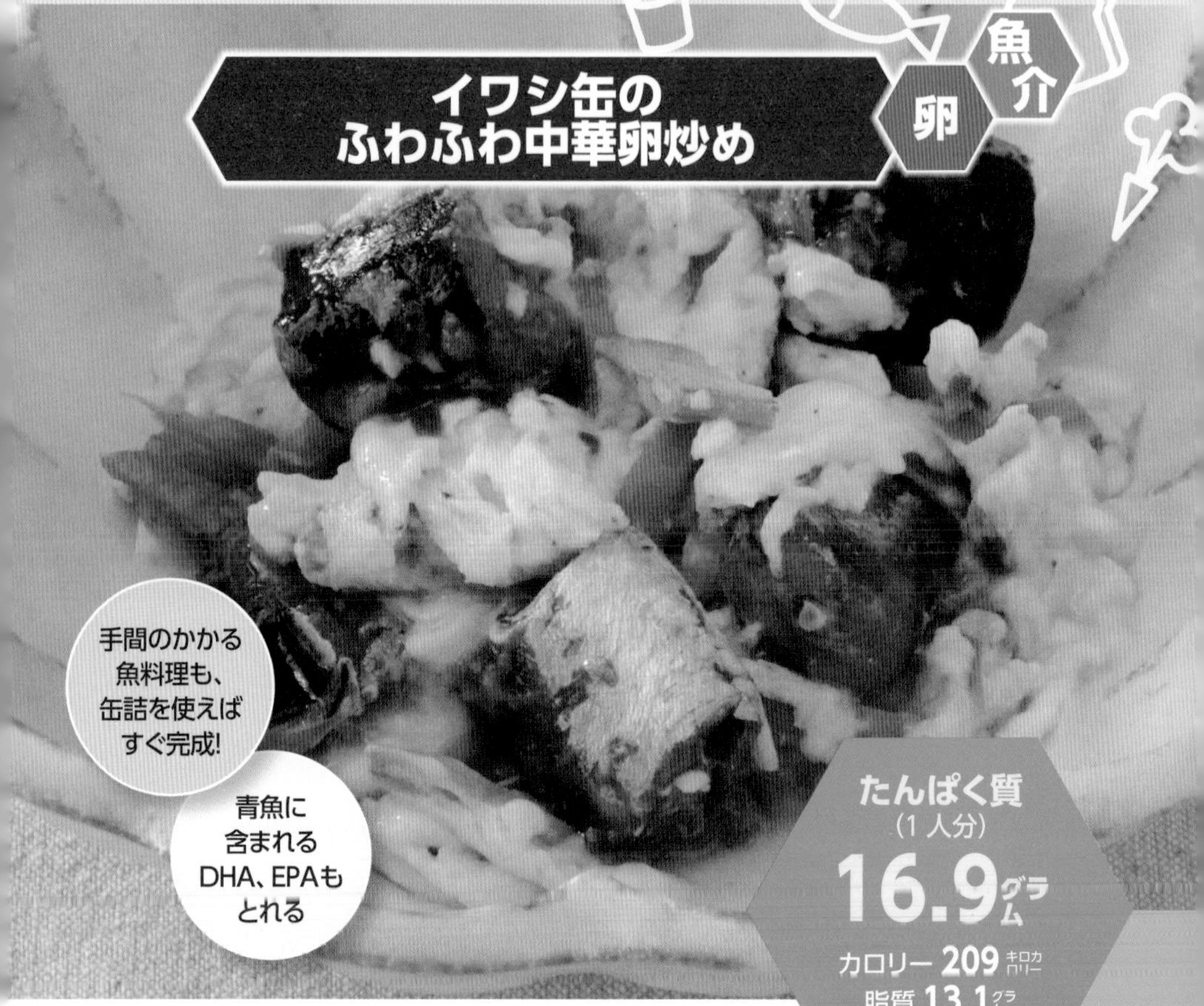

手間のかかる魚料理も、缶詰を使えばすぐ完成!

青魚に含まれるDHA、EPAもとれる

たんぱく質
（1人分）
16.9グラム

カロリー **209**キロカロリー
脂質 **13.1**グラム
炭水化物 **6.1**グラム

【材料（2人分）】
卵　2個
イワシ缶（しょうゆ味）
　120グラム（汁は除く）
ニンジン　20グラム
サヤエンドウ　2さや
鶏ガラスープの素
　小さじ1
　水　小さじ4
油　小さじ1

【下準備】
・ 卵は鶏ガラスープの素を加えて溶いておく。
・ニンジン、サヤエンドウは斜め薄切りにする。

❶フライパンに油を引き、ニンジン、サヤエンドウを炒める。

❷イワシ（汁は入れない）を加えて軽く炒め、卵も加えて全体をさっくりとまぜながら炒める。

❸器に盛って完成。

イワシ缶はしょうゆ味以外でもOK

第8章

たんぱく質を
ただとるだけではNG!
運動も超重要!
最低限これだけはやりたい
「らくらくエクサ」

健康で若々しい心と体を保つには週に3～5日の「有酸素運動」と週に2～3日の「筋トレ」が必須

健康で若々しい心と体を維持するにはたんぱく質をとることが必要ですが、単にたんぱく質をとるだけでなく、適度な運動をすれば、その効果をもっと高めることができます。適度な運動には、メリットがたくさんあります。まず、体を動かすと体が温まることは誰しも経験があるでしょう。体が温まるとエネルギー産生量が上がり、消費カロリーが増えて、ダイエット効果が高まります。

運動すると血液が血管を勢いよく流れます。これによって血管壁の内皮細胞が刺激を受け、NO《エヌオー》（一酸化窒素《ちっそ》）という物質がつくられます。NOには血管を広げて血圧を下げる働きがあり、高血圧をはじめとする生活習慣病の予防・改善に役立ちます。

また、適度な運動を習慣にすると、＊SOD《エスオーディー》という、活性酸素（物質を酸化する力が非常に強い酸素）を無害化する酵素の働きがよくなることがわかっています。活性酸素は免疫機能で重要な働きをしますが、体内のたんぱく質を酸化・変性させてしまう作用もあるため、増えすぎると老化やがんの原因となることが知られています。

＊SOD: SuperOxide Dismutase ＝スーパーオキシドディスムターゼ

さらに、近年、筋肉からホルモンが分泌《ぶんぴつ》されていることもわかってきました。筋肉には体を動かしたり、熱をつくったりする働きがありますが、そこに「ホルモンを分泌する」という機能も加わったわけです。

筋肉から分泌されるホルモンを総称して「マイオカイン（筋肉作動物質）」といい、現在数十種類以上が特定され、世界中で研究が進んでいます。まだ動物実験などの段階ですが、大腸がんを抑制したり、脂肪を分解して肥満や糖尿病を抑えたり、肌のシミのもとであるメラニンを抑制したり、アルツハイマー病の原因物質の一つであるアミロイドβ《ベータ》というたんぱく質を減少させたりといった効果も報告されています。

マイオカインには運動によって筋肉が収縮すると分泌されるもののほか、運動しなくても分泌されるものもあります。しかし、運動で筋肉が増えれば分泌量も増えるため、やはりたんぱく質を十分にとるとともに運動して筋肉をつけることが重要です。

運動習慣のない人は、「運動」と聞いただけで敬遠したくなるかもしれません。しかし、つらい、きつい運動は必要ありません。週に3〜5日の有酸素運動（ウォーキングなど）と、週に2〜3日の無酸素運動（簡単な筋トレ）を、無理のない範囲で気楽に続ければいいのです。次《ジ》ページから、誰でも取り組みやすいエクササイズを紹介するので、参考にして、ぜひ運動を始めてみてください。

有酸素運動は「速歩き」「自転車こぎ」が最適で、最大心拍数の60～70%の強度を目安に行うのが重要

健康増進や脂肪燃焼のための有酸素運動は**「速歩き」**や**「自転車こぎ」**がおすすめです。気軽に始められ、速歩きなら特別な道具もいりません。

運動時の心拍数が最大心拍数（その人が発揮できる最大の心拍数）の60～70%程度になる強度で行うと、運動の効果が高いといわれています。左㌻図中の計算式で、自分はどれくらいの心拍数で運動すればいいか計算してみましょう。

ただし、これらはあくまでも目安で、個人差があります。試してみてきついと思ったらもう少し強度を弱くするなど、自分のペースに合わせることが、運動を長続きさせるコツです。

自転車こぎ

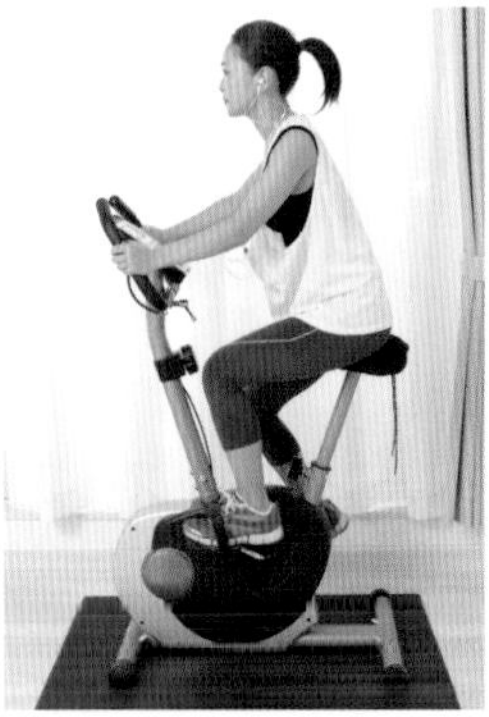

脈拍センサー付属タイプなら、心拍数を測りながら運動できる

心拍数は、手首内側に指を当て、15秒間の心拍を数え、それを4倍すれば求められます。スマートウォッチや、上の写真のようなエアロバイクを利用すれば、運動しながら心拍数を測ることもできます。

速歩きのやり方

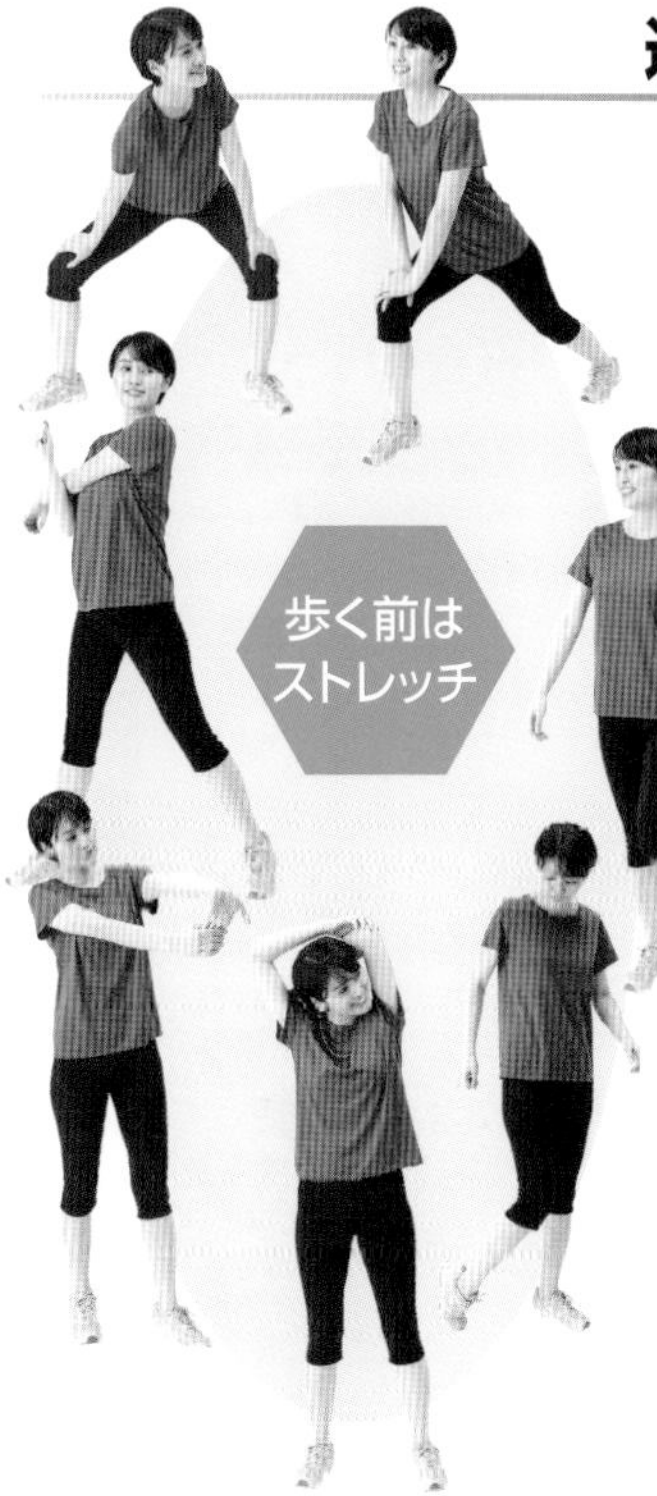
歩く前は
ストレッチ

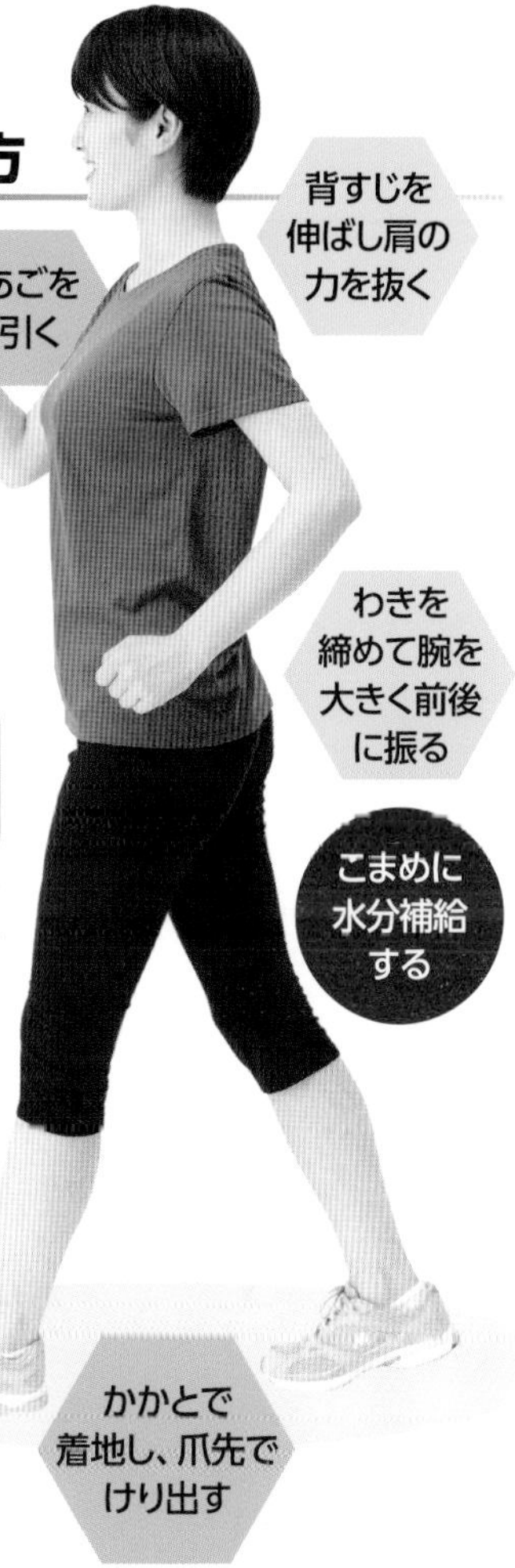
正面
20～25メートル
先を見る
あごを
引く
背すじを
伸ばし肩の
力を抜く
胸を張る
軽く
こぶしを
握る
わきを
締めて腕を
大きく前後
に振る
こまめに
水分補給
する
ひざを
伸ばす
なるべく
大きな
歩幅で
かかとで
着地し、爪先で
けり出す

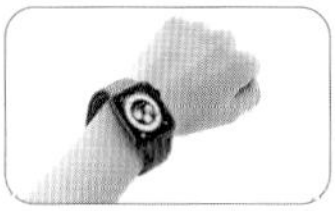

スマートウォッチ
などで心拍数を
測ると便利

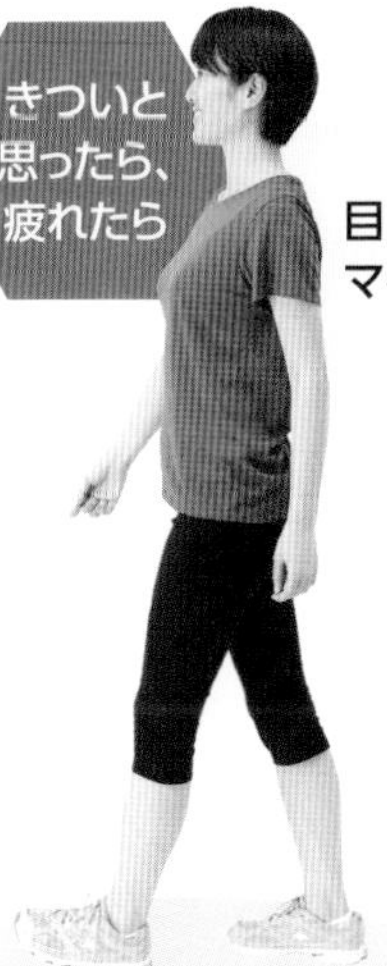
きついと
思ったら、
疲れたら

目安の心拍数に届かなくても、
マイペースで続けることが大切。

運動時の心拍数の目安

（健康増進・脂肪燃焼目的）

最大心拍数× 0.6 ～ 0.7

→最大心拍数＝ 220 －年齢

【例】40 歳の場合
220 － 40 ＝ 180 が「最大心拍数」
運動時の心拍数の目安は、1 分間に
180 × 0.6 ～ 0.7 ＝ 108 ～ 126 回が目安

筋トレは大きな筋肉を鍛えるのがよく、「スクワット」「プッシュアップ」「レッグレイズ」が基本

器具を使わず自分の体重を負荷にして行う「自重筋トレ」なら、場所を選ばず、自宅でも取り組みやすいというメリットがあります。それほど負荷が大きくないので、あまり筋力がない人でも、らくに続けることができます。次㌻から説明する**「スクワット」「プッシュアップ」「レッグレイズ」**で、下半身や胸、おなか、背中の大きな筋肉を動かしましょう。大きな筋肉は少し動かしただけで大きなエネルギーを消費するため、全身の脂肪を効率よく燃焼することができます。

筋トレには注意点があります。まず、同じ部位の筋トレを毎日続けないことです。運動で傷ついた筋線維は、その修復過程で大きくなるので、24～48時間は休ませることが必要だからです。例えば月曜日にスクワット、水曜日にプッシュアップ、金曜日にレッグレイズを行い、ほかの日は休むといったスケジュールを立てるといいでしょう。また、血圧が急上昇しないよう、**筋トレ中は息を止めないこと。動作中は息を吐き、姿勢のキープ中は自然に呼吸しながら、ゆったりと行う**ようにしましょう。

スクワット

下半身の大きな筋肉を鍛える。きついと感じる人は「座る」スクワットを行えば、通常よりもらくに行える。

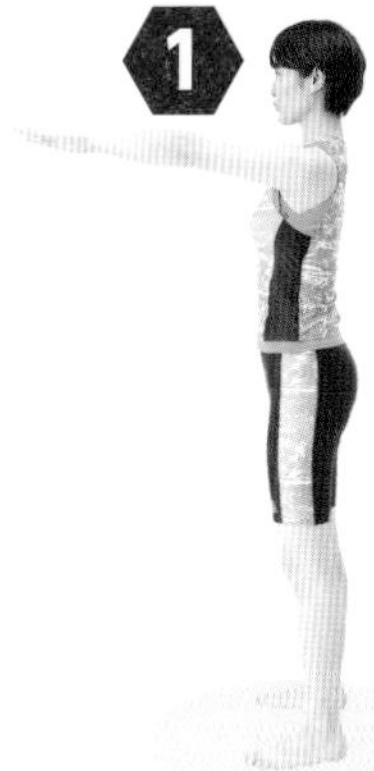

❶ 肩の高さに上げた両腕を前に伸ばし、両足を肩幅に開いて立つ。

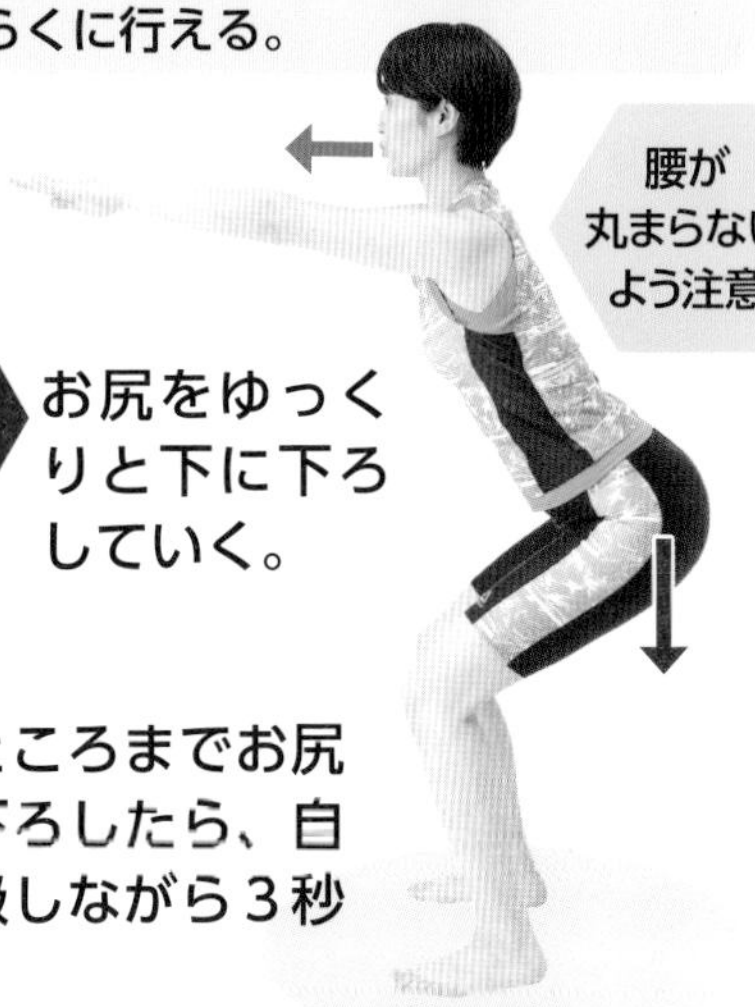

❷ お尻をゆっくりと下に下ろしていく。

腰が丸まらないよう注意

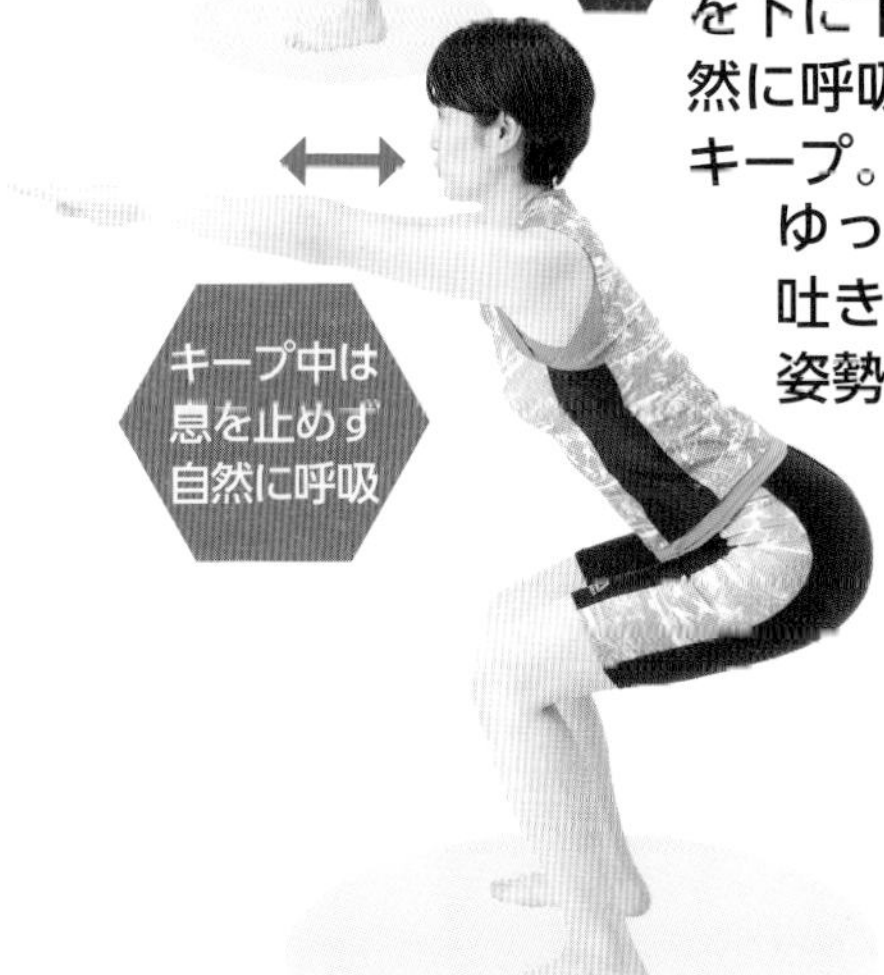

❸ できるところまでお尻を下に下ろしたら、自然に呼吸しながら3秒キープ。

キープ中は息を止めず自然に呼吸

ゆっくりと息を吐きながら❶の姿勢に戻る。

❶〜❸を10回くり返して1セット

1日3セット
週1〜2回
が目安

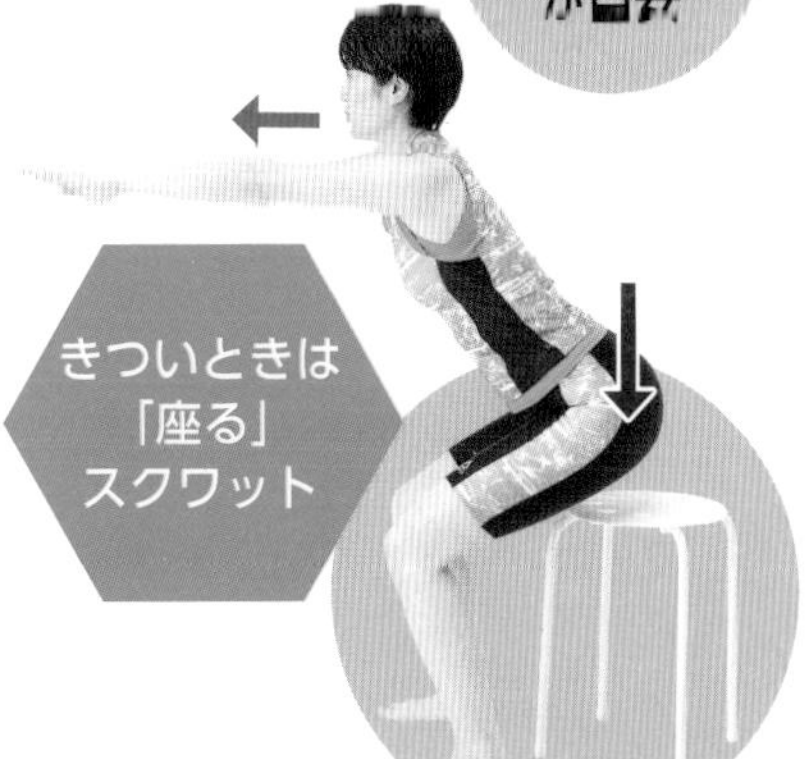

きついときは「座る」スクワット

後ろに置いたイスやスツールなどに、いったんゆっくりとお尻を下ろし、すぐに立ち上がる。

よくない姿勢の例

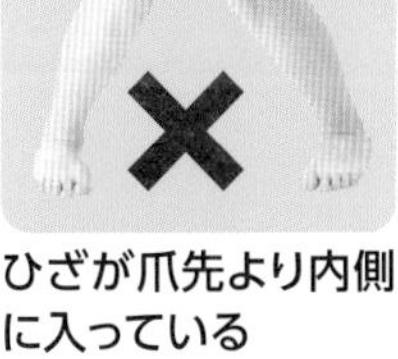

ひざが爪先より内側に入っている

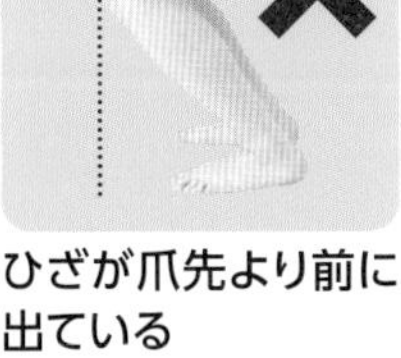

ひざが爪先より前に出ている

プッシュアップ

胸・腕・背中・おなかの筋肉を鍛える。きつい人はひざをついて行うか、立って壁を押す「壁プッシュ」から始めるといい。

1 四つばいになって両手を肩幅の約 1.5 倍に開き、体を伸ばして爪先を立てる。

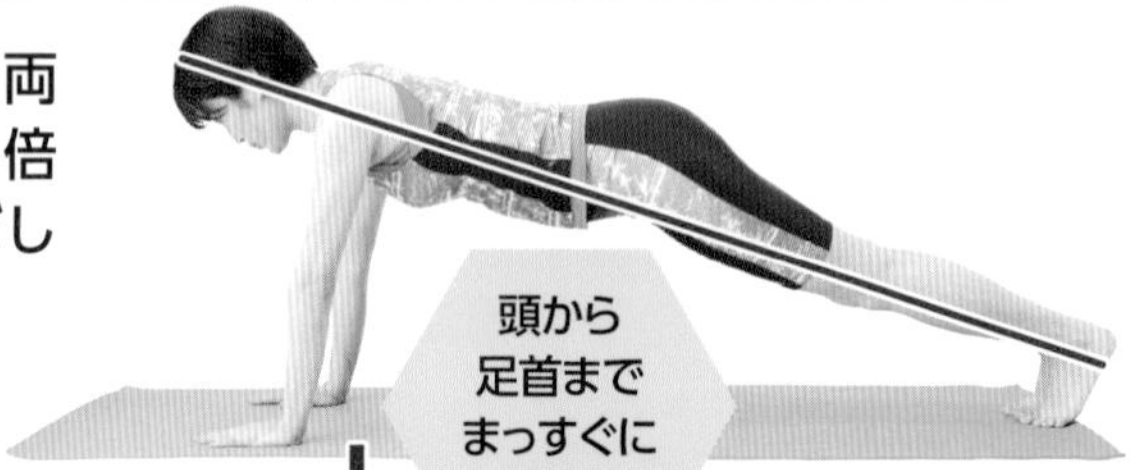
頭から
足首まで
まっすぐに
保つ

2 わきを締めてひじを曲げ、息を吐きながら、ゆっくりと体を床ぎりぎりまで下ろす。そのまま3秒キープ。

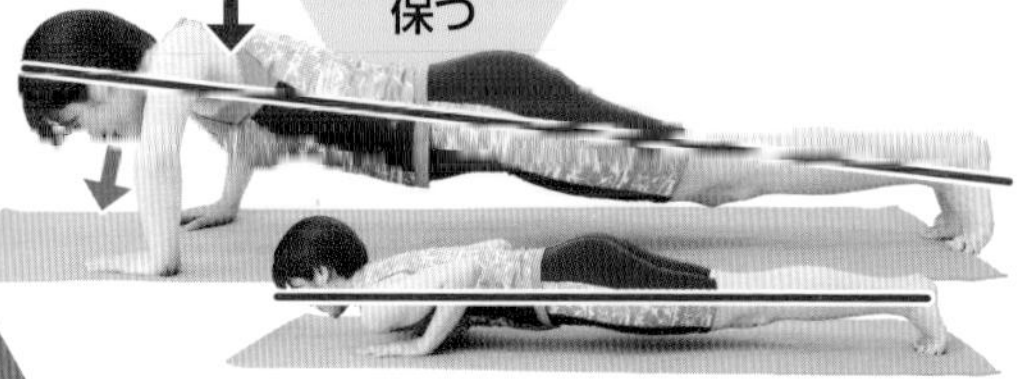
キープ中は
息を止めず
自然に呼吸

3 息を吐きながら腕を伸ばし、❶の姿勢に戻る。

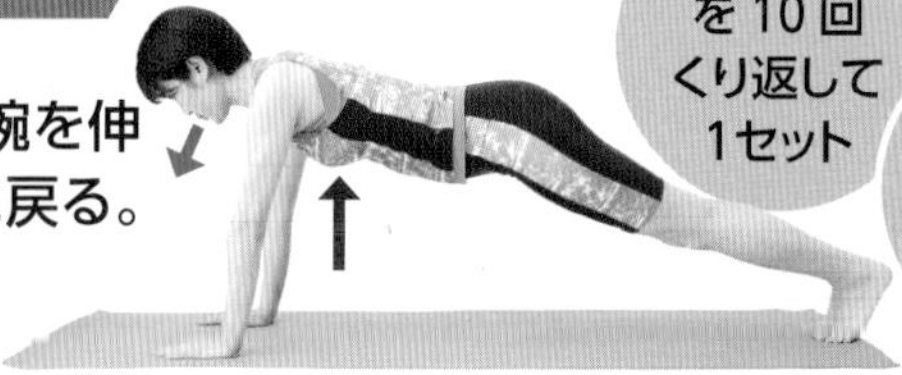
❶〜❷
を 10 回
くり返して
1セット
1日1セット
週1〜2回
が目安

きついときはひざをついて

1 四つばいになって両手を肩幅の約 1.5 倍に開き、爪先を床から上げる。

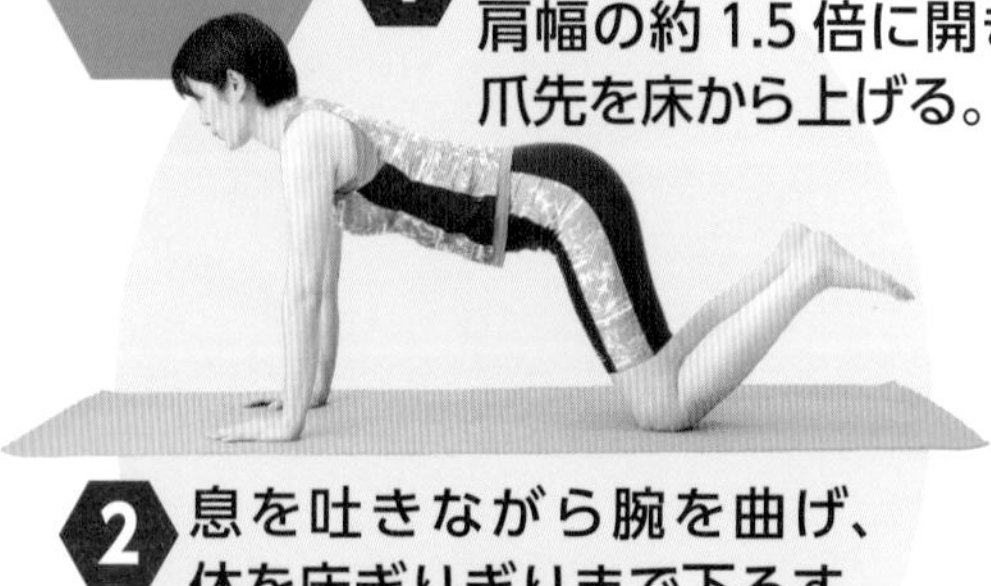

2 息を吐きながら腕を曲げ、体を床ぎりぎりまで下ろす。

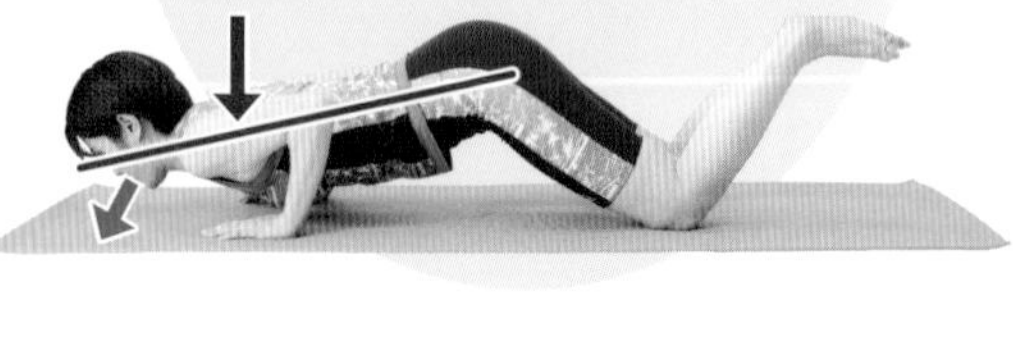

立って行う壁プッシュ

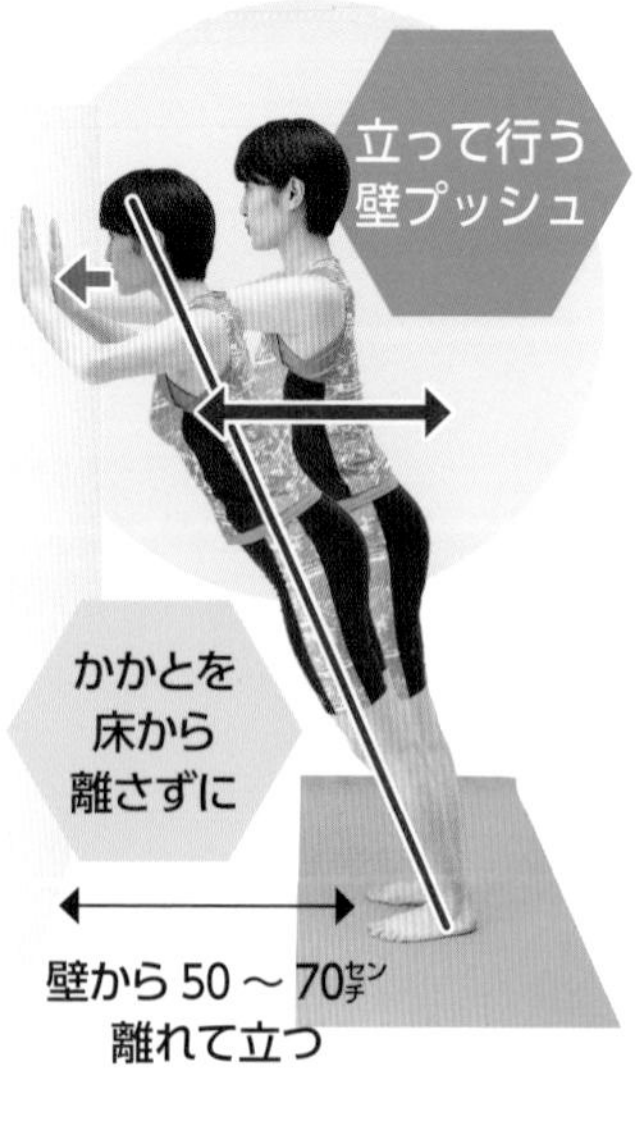

レッグレイズ

腹筋、腸腰筋（歩行のさい足を上げるために使う筋肉）、太ももの筋肉を鍛える。

❶ 両足をそろえてあおむけに寝る。

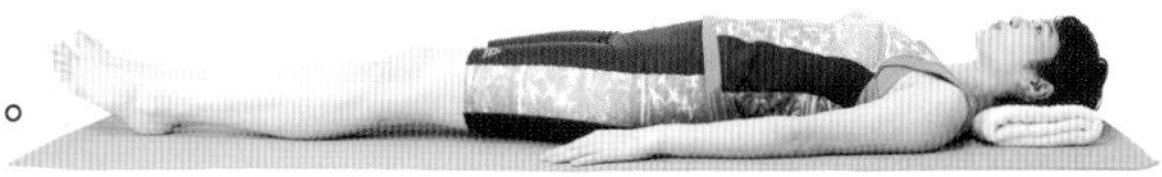

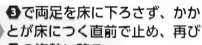

❷ 息を吐きながら両ひざを曲げ、ゆっくりと胸のほうへ引き寄せる。そのまま1秒キープ。

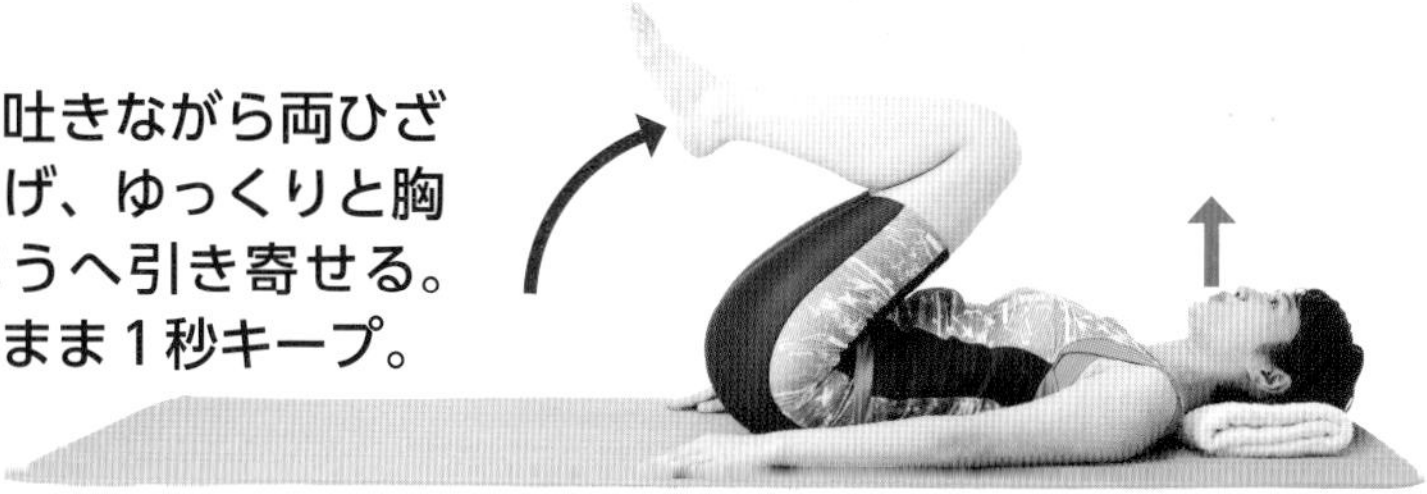

❸ 鼻から息を吸いながら、ゆっくりとひざを伸ばし、❶の姿勢に戻る。

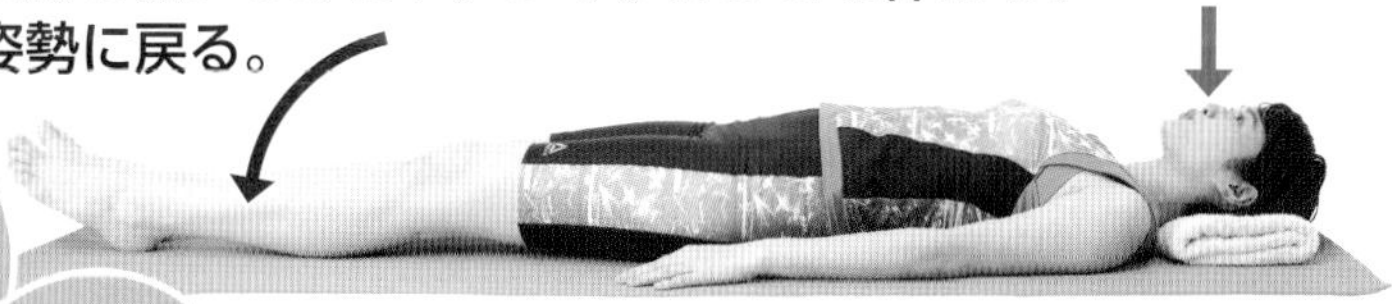

❶〜❷を10回くり返して1セット

1日1セット 週1〜2回が目安

さらに効力アップ① ❸で両足を床に下ろさず、かかとが床につく直前で止め、再び❷の姿勢に移る。

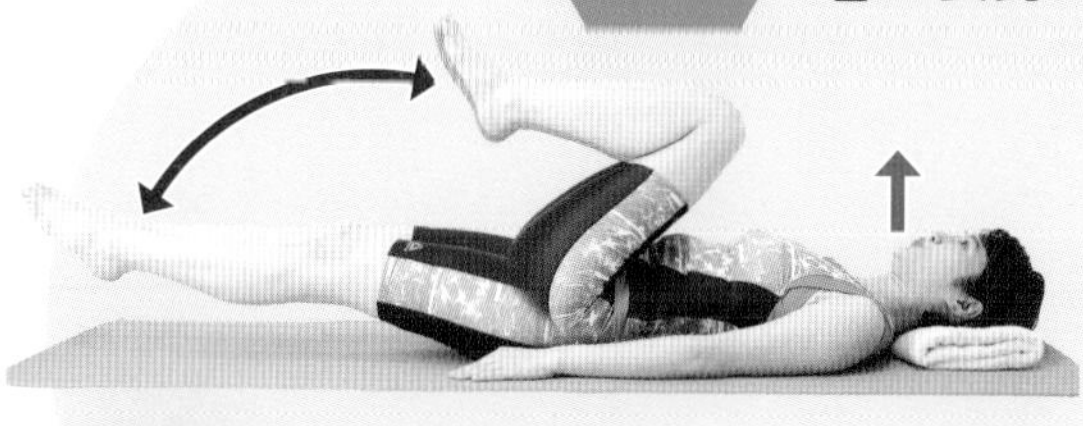

さらに効力アップ② ❷で両足を上げるとき、ひざを伸ばしたまま、足を床に垂直に上げる。

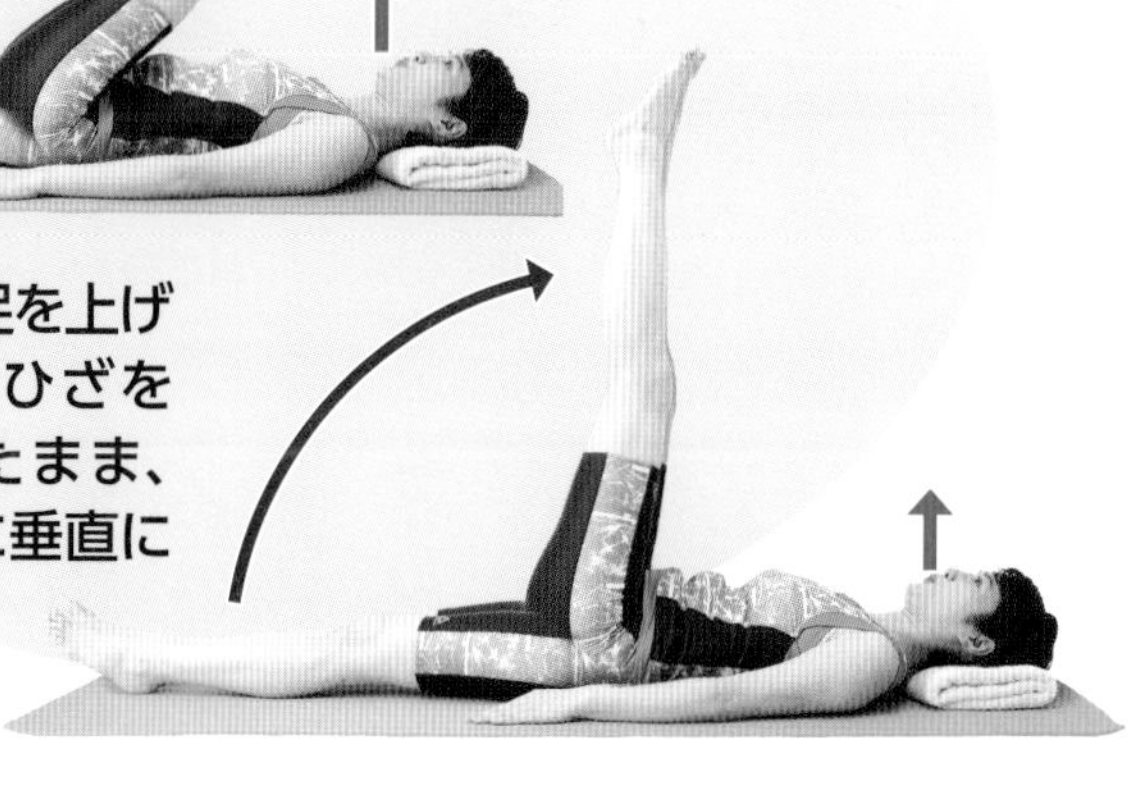

慢性腎臓病の人は無理なくできる軽度の有酸素運動と筋トレで腎機能が改善

かつて慢性腎臓《じんぞう》病になると「安静第一」とされ、腎機能は低下するいっぽうで、いずれは人工透析や腎移植がさけられないとされていました。しかし近年、腎臓病の研究・治療は飛躍的に進歩し、そのような認識は180度転換しました。慢性腎臓病は早期に発見して適切な治療やケアを行えば、十分に改善できる病気になったのです。

そのカギを握るのが、かつては禁忌《きんき》とされていた「運動」でした。適度な運動をすると、腎臓の糸球体というろ過装置の出口の血管が広がり、糸球体にかかる圧力が下がることで、腎臓のろ過機能が向上することがわかったのです。実際、東北大学病院などから始まった「腎臓リハビリ」*の運動療法ですばらしい効果を得られることが、日本のみならず世界中で実証されています。クレアチニン値が低下し、尿たんぱくが減少・消失、人工透析を回避・先延ばしできたという患者さんがおおぜいいます。

日本腎臓リハビリテーション学会も、慢性腎臓病の患者さんの適度な運動は、腎機能に悪影響を及ぼすことなく、体力やQOL（生活の質）の向上、病状の改善などの

＊ 運動・食事・薬物療法、水分管理、教育、精神的なサポートまでを含む包括的なプログラム。中心となるのは運動療法。

メリットをもたらすとして推奨しています。

ただし、**呼吸を止めて行うような強度の筋トレや、有酸素運動でも息が上がるほどの激しい運動は、腎臓にダメージを与える**ことがわかっています。慢性腎臓病の人は、あくまでも軽度の有酸素運動と軽い筋トレで、腎機能の改善をめざしましょう。

ダイナミックフラミンゴ

慢性腎臓病の人にすすめられている運動の一例。

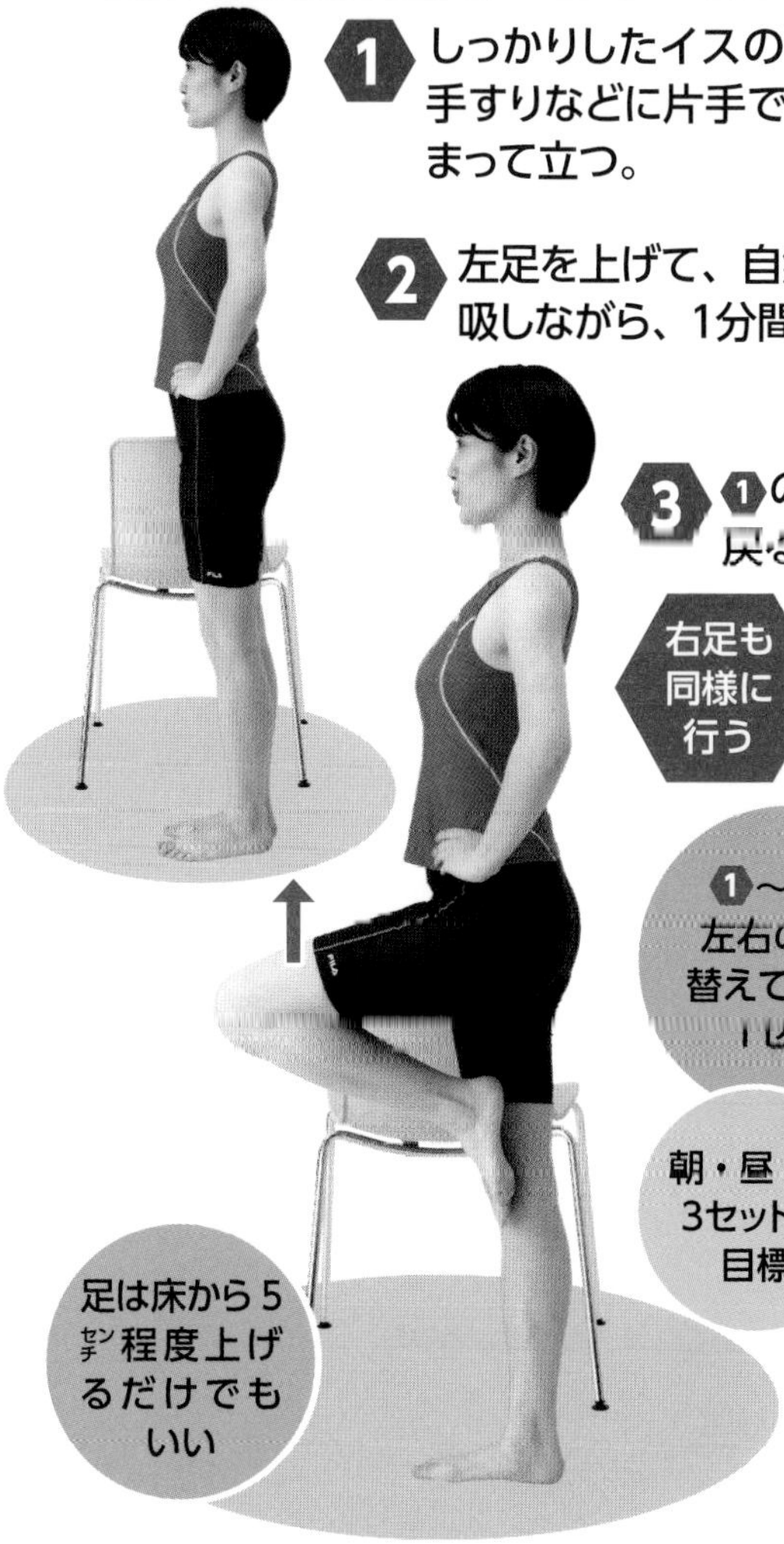

1 しっかりしたイスの背や手すりなどに片手でつかまって立つ。

2 左足を上げて、自然に呼吸しながら、1分間立つ。

3 1の姿勢に戻る。

右足も同様に行う

1〜2を左右の足を替えて行って1セット

朝・昼・晩3セットが目標

足は床から5センチ程度上げるだけでもいい

下肢の大きな筋肉を動かすことで血管が広がり、腎臓にかかる負担が減るため、腎機能の維持につながる。1分間片足で立つだけで、大腿骨頭（太ももの骨が骨盤の骨と接する部分）に加わる負荷は、53分間歩いたときと同じくらいになり、股関節周囲の骨の強化にも役立つ。

尿」や1日に100ミリリットル以下の量しか出ない「無尿」などは、むくみや高カリウム血症、尿毒症などの原因にもなります。

④代謝性アシドーシス

人間の体は弱アルカリ性に保たれていますが、腎機能が低下すると血液が酸性に傾き、「代謝性アシドーシス」という状態になります。吐きけ、頭痛や疲労感などが現れることがあり、重症化すれば突然死することもあります。

⑤ホルモンの分泌不足

腎臓から分泌《ぶんぴつ》される造血ホルモンが、腎機能低下により十分に分泌されないと、「腎性貧血」となり、めまいや動悸《どうき》、息切れといった症状が現れます。腎性貧血は鉄分を補う薬を飲んでも改善せず、造血ホルモンの注射も必要になります。

このほか、血圧を下げるホルモンが不足したり、血圧を上げるホルモンが過剰に分泌されたりして、高血圧になることがあります。

⑥骨がもろくなる

腎機能が低下すると、食品から取り入れたビタミンDを体内で利用できる形に換えることができなくなります。ビタミンDはカルシウムの吸収を助け、丈夫な骨を維持する働きがあるので、骨がもろくなることから、「骨粗鬆症《そしょう》」の原因となります。

⑦尿毒症

「尿毒症」は、腎機能の低下によって、尿素窒素《ちつそ》などの老廃物が尿として排泄されず体内にたまることで起こる、さまざまな症状の総称です。

当初は無症状ですが、重症になるとけいれん、筋力低下、知覚異常、意識障害、心不全、呼吸困難、消化管からの出血、視力障害など、全身に症状が現れます。重篤の場合、放置すると数日～数週間で死に至ることもある恐ろしい病気です。

コラム

慢性腎臓病の人の危険因子、合併症について

腎《じん》機能が低下しても初期にはあまり自覚症状はありません。しかし、早期から治療せず放置すると、腎機能の低下に伴い、次のようにさまざまな症状、合併症が現れてきます。

日ごろから以下のような症状に注意し、早期発見に努めましょう。

①むくみ（体液過剰）

腎機能が低下すると、体内の水分や塩分を尿として排泄《はいせつ》する働きがうまくいかなくなります。体は塩分濃度を一定に保とうとして水分を体内にとどめるため、水分が過剰になり、顔や足などにむくみが生じます。

体内の水分が増えると血液の量も増え、高血圧になります。血圧が高くなると心臓に負担がかかるため、心不全を起こしやすくなります。

また、体重が5㌔以上増えるような重いむくみは肺水腫《しゅ》（肺の中に水が染み出てたまる状態）につながり、呼吸困難を起こすことがあります。

②電解質異常

腎臓には血液中の電解質（ナトリウムやカリウムなど）のバランスを調節する働きがありますが、腎機能の低下によってこのバランスがくずれます。

カリウムが過剰となる「高カリウム血症」は、手や口のしびれ、筋力低下や不整脈といった症状が現れ、重症になると心停止に至ることもあります。

ナトリウムが過剰になると起こる高ナトリウム血症はのどの渇きや興奮、逆に不足する低ナトリウム血症では疲労感や意識障害といった症状も現れます。

③多尿・頻尿・乏尿など

尿の量が増える「多尿」やトイレに行く回数が異常に増える「頻尿」は、腎機能低下による症状としては比較的早い段階から現れるものです。

逆に、尿の量が少なくなる「乏

子供・妊婦・高齢者の摂取量は？など

たんぱく質のとり方Q&A

Q ハム、ベーコン、魚の練り物などの加工食品をよく食べます。問題ないですか？

A 食肉加工品、魚肉加工品はいずれも塩分が多く、ベーコンやソーセージは脂質が多くカロリーも高いものです。食べていけないわけではありませんが、たんぱく質摂取のためとはいえ、そればかり継続して食べるのは控えたほうがいいでしょう。

Q 成長期の子供にはどれくらいのたんぱく質が必要ですか？

A 成長期には、必要なたんぱく質量が年々増えます。次ページの表で6～7歳と12～14歳の推奨量（グラム）を比べると、男女ともほぼ倍に増えていることからもわかるように、子供には成長に合わせて多くのたんぱく質が必要です。特に重要な成長ホルモンの分泌《ぶんぴつ》を高めるアミノ酸「アルギニン」は、本来、非必須《ひっす》アミノ酸ですが、成長期には必須アミノ酸として扱われます。つまり、食品から積極的に取り入れる必要があり、その意味でもたんぱく質をたっぷりとることが大切です。

Q 妊娠中や授乳中の、たんぱく質のとり方に注意点はありますか？

A 妊娠初期*のたんぱく質推奨量は特に変わりませんが、胎児の成長につれて妊娠中期

＊厚生労働省「日本人の食事摂取基準（2020年版）」

子供のたんぱく質の摂取推奨量・目標量

（1日当たり）

	男性		女性	
	推奨量（グラム）	目標量（%エネルギー）	推奨量（グラム）	目標量（%エネルギー）
1～2歳	20	13～20	20	13～20
3～5歳	25	13～20	25	13～20
6～7歳	30	13～20	30	13～20
8～9歳	40	13～20	40	13～20
10～11歳	45	13～20	50	13～20
12～14歳	60	13～20	55	13～20
15～17歳	65	13～20	55	13～20

%エネルギーは総エネルギーに占める割合（厚生労働省「日本人の食事摂取基準（2020年版）」）

は1日に55グラム、後期は75グラム、授乳中は70グラムにまで増えます。妊娠後期と授乳中は総エネルギーのうち15～20％をたんぱく質からとることが目標とされ、母体および胎児・乳児の成長にとって、たんぱく質は重要な栄養素です。

一方、厚生労働省は*妊娠中は魚を極端にたくさん食べすぎないようにと呼びかけています。自然界の水銀を食物連鎖の過程で体内に多く蓄積する大型の魚介類は、食べすぎると胎児に悪影響が出る可能性があるためですが、これは、あくまでも「極端に食べすぎないこと」であって、良質な魚のたんぱく質は妊娠中には欠かせないものです。心配な人は、保健所や医療機関で妊婦向けのくわしい解説パンフレットを入手するといいでしょう。

Q うまみ調味料に非必須アミノ酸の「グルタミン酸」が入っているのはなぜですか？

A グルタミン酸は神経伝達物質の一つとして脳内で働く非必須アミノ酸ですが、コンブなどに多く含まれる「うまみ」成分でもあります。人間が感じる味覚のうち甘味・苦

＊ 注意が必要な魚はイルカ、クジラ、メバチマグロ、クロマグロ、メカジキ、キンメダイなど。ツナ缶やサケ、アジ、サバ、イワシ、サンマ、タイ、ブリ、カツオ、キハダ、ビンナガ、メジマグロなどは特に注意は必要でないとされている。

味とうまみには、それぞれに専用の「受容体」という、味を感じるたんぱく質でできた器官があります。グルタミン酸はこの受容体に作用して料理にうまみを加えることができるので、うまみ調味料として利用されているのです。

Q ダイエットのために、3食のうち1食をプロテインに置き換えたらどうでしょう?

A プロテインだけで1食にとるべき栄養素がまかなえるわけではなく、いわゆる置き換えダイエットは栄養バランスがくずれる心配があります。3食をきちんととり、**プロテインはあくまで不足するたんぱく質を補うため**にとるようにしましょう。

Q 最近はやりのシカ肉などのジビエや、牛肉や豚肉以外のラム肉や馬肉はたんぱく質源としてはどうでしょう?

A シカ肉やラム肉、馬肉（赤身）は、牛肉や豚肉に比べて脂質が少なく、同じ重さならたんぱく質が多くとれる食材です（121ページ参照）。ただ、流通量が少ないことや、シカ肉などは畜産品と比べると品質が一定しないといった難点もあります。

Q プロテインは体を鍛えて筋肉をつけたい人向けで、高齢者には必要ないですよね?

A 高齢者には「たんぱく質の同化抵抗性」（59ページ参照）があり、意識してたんぱく質をとりたいものです。食が細い場合には、プロテインなどの高たんぱく食品を上手に利用すれば、効率的に補うことができます。ただし、一般に高齢者は腎《じん》機能が低下しており、飲みやすいプロテインでたんぱく質をとりすぎると腎臓に負担がかかる可能性もあります。必ず主治医と相談し、問題のない量を確かめたうえでとるようにしましょう。

Q 胃もたんぱく質でできているのに、消化されないのはなぜですか？

A 胃の粘膜を覆うように粘液が分泌《ぶんぴつ》され、強酸性の胃液から胃壁を守っているからです。粘液の分泌が悪くなると胃液から守り切れずに胃壁が消化されてしまい、胃潰瘍《かいよう》や胃炎を招くことがあります。

Q 植物はたんぱく質を食べるわけではないのに、大豆などに豊富なのはなぜですか？

A 植物は、主に地中から吸収した窒素《ちつそ》などを原料にアミノ酸をつくり、アミノ酸を組み合わせることでたんぱく質のほか、脂肪やビタミンをつくります。植物の中で、成長に必要なたんぱく質、脂肪、糖質などの栄養分がよく蓄えられるのは種子です。人類は、特にたんぱく質を多く蓄える性質を持つ大豆の種子に目をつけ、古くからたんぱく源として利用してきたわけです。

著者紹介

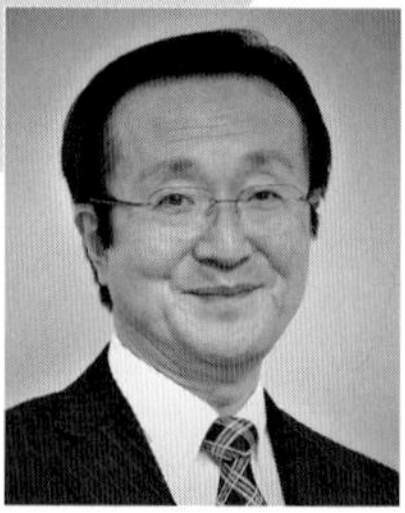

上月正博《こうづきまさひろ》 先生

東北大学大学院医学系研究科内部障害学分野教授

1981年東北大学医学部を卒業。2000年〜現在、東北大学大学院医学系研究科内部障害学分野教授、2002年〜現在、東北大学病院リハビリテーション部長（併任）、2008〜2015年同障害学専攻長、2010〜2020年同先進統合腎臓科学教授。日本腎臓リハビリテーション学会理事長（2011〜2021年）、国際腎臓リハビリテーション学会理事長（2020年〜現在）、日本リハビリテーション医学会副理事長（2008〜2012年、理事2006年〜現在）。医学博士。日本腎臓学会評議員。総合内科専門医。腎臓専門医。高血圧専門医。リハビリテーション科専門医。

食べてやせる！若返る！病気を防ぐ！
たんぱく質 プロテイン
医学部教授が教える
最高のとり方大全

2021年10月12日　第1刷発行

著　　者　上月正博
編 集 人　飯塚晃敏
編　　集　わかさ出版
編集協力　酒井祐次　瀧原淳子（マナ・コムレード）
装　　丁　下村成子
料理・栄養計算　早崎知代（epicy）
イラスト　前田達彦　マナ・コムレード
撮　　影　石原麻里絵（fort）
モ デ ル　三橋愛永
写真協力　Adobe Stock
発 行 人　山本周嗣
発 行 所　株式会社文響社
〒105-0001　東京都港区虎ノ門2丁目2－5
共同通信会館9階
ホームページ　https://bunkyosha.com
お問い合わせ　info@bunkyosha.com
印刷・製本　株式会社光邦

ISBN 978-4-86651-424-6

本書は専門家の監修のもと安全性に配慮して編集していますが、本書の内容を実践して万が一体調が悪化する場合は、すぐに中止して医師にご相談ください。また、体調や疾患の状態には個人差があり、本書の内容がすべての人に当てはまるわけではないことをご承知おきのうえご覧ください。